〈写给老百姓的中医养生书系〉

中医养生
运动篇

主审　张伯礼

总主编　于春泉　王泓午

主编　于春泉　王泓午　李　琳

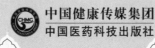

中国健康传媒集团
中国医药科技出版社

内 容 提 要

　　本书分为上、下两篇。上篇内容为"认识运动养生"，主要介绍了中医运动养生的相关知识和常见方法。下篇分系统介绍了常见疾病的运动养生与防治知识。本书为大众科普读物，适合中医爱好者及养生爱好者参考阅读。

图书在版编目（CIP）数据

　　中医养生运动篇 / 于春泉，王泓午，李琳主编. —北京：中国医药科技出版社，2020.7

　　（写给老百姓的中医养生书系）

　　ISBN 978-7-5214-1580-3

　　Ⅰ.①中… Ⅱ.①于… ②王… ③李… Ⅲ.①健身运动－养生（中医）－普及读物 Ⅳ.① R161.1-49

中国版本图书馆 CIP 数据核字（2020）第 026956 号

ISBN 978-7-88728-242-2

本书视频音像电子出版物专用书号：

9 787887 282422 >

美术编辑　陈君杞

版式设计　锋尚设计

出版　**中国健康传媒集团｜中国医药科技出版社**

地址　北京市海淀区文慧园北路甲 22 号

邮编　100082

电话　发行：010-62227427　邮购：010-62236938

网址　www.cmstp.com

规格　710×1000mm　¹/₁₆

印张　14¹/₄

字数　236 千字

版次　2020 年 7 月第 1 版

印次　2024 年 6 月第 3 次印刷

印刷　北京印刷集团有限责任公司

经销　全国各地新华书店

书号　ISBN 978-7-5214-1580-3

定价　42.00 元

丛书编委会

本书编委会

王 序

健康长寿是人们追求的永恒目标，中医药学在科学养生、维护健康、防治疾病中发挥了重要作用。养生作为中医学的重要组成部分，其历史源远流长，为中华民族的健康长寿、繁衍生息做出了卓越的贡献。

2016年8月习近平总书记在全国卫生与健康大会上发表重要讲话，并提出："努力全方位、全周期保障人民健康"；"要倡导健康文明的生活方式，树立大卫生、大健康的观念，把以治病为中心转变为以人民健康为中心，建立健全健康教育体系，提升全民健康素养，推动全民健身和全民健康深度融合"。

2016年10月国务院发布《"健康中国2030"规划纲要》（简称《纲要》），指出"共建共享、全民健康"，是建设健康中国的战略主题。要以人民健康为中心，预防为主，中西医并重，针对生活行为方式、生产生活环境，推动人人参与、人人尽力、人人享有，落实预防为主，推行健康生活方式，减少疾病发生，强化早诊断、早治疗、早康复，实现全民健康。

在《纲要》中专门指出要充分发挥中医药独特优势，发展中医养生保健治未病服务，实施中医治未病健康工程，将中医药优势与健康管理结合，探索融合健康文化、健康管理、健康保险为一体的中医健康保障模式。其中就提出鼓励中医医疗机构、中医医师为中医养生保健机构提供保健咨询和调理等技术支持。开展"中医中药中国行"活动，大力传播中医药知识和易于掌握的养生保健技术方法，加强中医药非物质文化遗产的保护和继承运用，实现中医药健康养生文化创造性转化、创新性发展。

当今健康养生研究方兴未艾，诸说杂陈，良莠不齐，是非难辨。就人民大众而言，如何根据自身特点，选择适宜的养生方法，需要中医学者勤求古训，博采众长，留心医药，精研方术，对养生理论考镜源流，对养生方法辨章学术，正本清源，进行基于科学分析的优选，引导人们提高健康素养，形成自主自律、顺应自然、符合自身特点的健康生活方式，引导健康行为、健康技术的进步。

于春泉研究员、王泓午教授综百家之言，有高尚之志，领导的团队长期从事中医养生保健的理论、实践研究。从"十一五"期间就参与中医亚健康研究、中医健康标准研究，参与了国家"973计划"，形成了中医健康辨识理论体系，并整理、总结了历代中医健康养生理论。2014年出版专著《中国健康养生论通考》。在这个过程中对中医养生的方法如食疗、膏方、药浴、情志、运动等进行了深入研究，目标设定在学术传播与推广应用嘉惠医林。在此期间参与多家电台、电视台的系列中医养生讲座并发表健康养生有力度、有价值的科普类文章。

在前期工作基础上，编写团队遵照厚今薄古、继承创新的原则，编写了这套《写给老百姓的中医养生书系》丛书，《中医养生保健》《中医养生饮食篇》《中医养生膏方篇》《中医养生药浴篇》《中医养生情志篇》《中医养生运动篇》。在《中医养生保健》一书中将中医养生保健的文化源流、中医养生保健的方法临床应用进行了全面系统的讲解。在饮食、膏方、药浴、情志、运动分册中分别对食疗、膏方、药浴、情志、运动的中医定义、文化源流、特色与基本原则等进行详细论述，并广收博采、择其精要地介绍了饮食、膏方、药浴、情志、运动等在各科常见疾病的应用。

本套丛书的编写必将对提高人们的养生保健意识，掌握中医基本的养生方法，促进学科学术与健康产业的发展，造福民众做出新贡献。在书成付梓之际，读之有目识心融，牖其明而启其秘之快哉！爰不辞而为之序。

中央文史研究馆馆员
中国工程院院士　　王永炎
中国中医科学院名誉院长

2018年9月

张 序

　　健康长寿是人类的基本诉求。中医学历来注重养生保健，源远流长，融汇了儒、释、道、医各家之主张，本身已构成中国传统文化的一部分。李约瑟博士指出：养生保健文化是中国人独有的。"天人合一""法于阴阳，和于术数"等理念和丰富多样的养生保健方法为中华民族的繁衍生息做出了卓越贡献。

　　没有全民健康，就没有全面小康。随着人均寿命的延长，老龄化社会的到来，人们对健康服务需求越来越旺盛，迫切需要充分发挥中医学养生保健、治未病的优势。世界卫生组织在报告中指出："医学目的应是发现和发展人的自我健康能力。"医学目的从防病治病转向维护健康，更加契合中医药的特色优势。可以说，中医学虽然古老，但其理念却不落后。中医治未病，符合先进医学发展的理念和方向，也得到了国际社会的广泛认可。

　　2016年召开的全国卫生与健康大会上，习近平总书记提出："要着力推动中医药振兴发展，坚持中西医并重，推动中医药和西医药相互补充、协调发展，努力实现中医药健康养生文化的创造性转化、创新性发展。"习总书记对中医药发展提出了一系列新思想、新论断和新要求，为我们"继承好、发展好、利用好"中医药伟大宝库指明了方向。

　　中医药强调整体把握健康状态，注重个体化，突出治未病，干预方式灵活，养生保健作用突出，是我国独具特色的健康服务资源。我常讲：中医养生学是当今世界上最积极、最普惠的预防医学基础。健康中国，人人有责，每个人都要关注自己的健康，做自己健康的第一负责人，关键是养成健康的生活方式和健康的素养。

　　中医养生保健理念和方法丰富多彩，但还需要加以挖掘，转化提高，推广应用，走进生活。目前养生节目和文章多之又多，但进行系统整理研究者尚少。作为曾主持和参与国家"973计划"课题专业人员，于春泉研究员、王泓午教授重视从传统养生学中汲取精华，曾撰写《中国健康养生论通考》等书，并通过媒体向大众讲授。

而今，于春泉研究员、王泓午教授领导的团队几经春秋，精心编写了《写给老百姓的中医养生书系》丛书，包括《中医养生保健》《中医养生饮食篇》《中医养生膏方篇》《中医养生药浴篇》《中医养生情志篇》《中医养生运动篇》。在《中医养生保健》总论中将中医养生保健的文化源流、中医养生保健的方法临床应用进行了全面系统的讲解。《中医养生膏方篇》突出中医膏方养生与四时、体质以及亚健康的密切关系，有助于有针对性地选择膏方进行调理，预防疾病。《中医养生药浴篇》梳理了中医药浴的历史源流，突出中医药浴养生与体质、二十四节气的密切关系，为药浴养生、调治亚健康状态提供参考。《中医养生饮食篇》突出药食同源、药补不如食补的理念，提倡吃出健康。《中医养生运动篇》突出中医养生运动的独到之处，又有机地融入其他养生运动防病的方法，指导通过运动来强身壮体、协调阴阳，达到防病、治病、保健的作用。《中医养生情志篇》在中医学心身一体的整体观指导下，对中医情志养生进行了从古至今系统详实的介绍，让中医情志养生更有理论性和实践性。本套丛书的编写将对提高人们的养生保健意识，传播中医养生基本方法，促进学术进步和健康产业的发展，造福民众发挥重要作用，兼具学术性和实用性。

书将付梓，作者邀序，欣然接受。养生保健服务健康，利国利民，乐观其成，也是为"健康中国"建设贡献的"薄礼"吧。习读之，践行之，获益之！谨望人人健康长寿！

中国工程院院士
中国中医科学院院长
天津中医药大学校长

戊戌年初夏于泊静湖畔

前　言

国家中医药管理局、科技部于2018年8月印发的《关于加强中医药健康服务科技创新的指导意见》中指出，到2030年，建立以预防保健、医疗、康复的全生命周期健康服务链为核心的中医药健康服务科技创新体系。要以中医药学为主体，融合西医学及其他学科的技术方法，不断完善中医药健康服务理论知识，发展中医药健康服务技术与方法，丰富中医药健康服务产品，创新中医药健康服务模式。本套丛书系统总结了中医养生保健、防病治病等理论技术与方法，包括《中医养生保健》《中医养生饮食篇》《中医养生膏方篇》《中医养生药浴篇》《中医养生情志篇》《中医养生运动篇》六册。本套丛书遵循中医生命观、健康观、疾病观和预防治疗观，将中医药特色优势与健康管理、精准医学相结合，进行中医健康状态辨识与干预，旨在充分发挥中医药在疾病防治领域的优势特色，提升中医治未病的服务能力。

运动养生的概念，是"运动"和"养生"两词的有机组合。用活动身体的方式实现维护健康、增强体质、延长寿命、延缓衰老的养生方法。中华民族在延年益寿、防病保健方面，有其独特的方式方法，流传至今，仍光彩夺目，备受各界人士的喜爱，中医养生运动起了不可或缺的作用。人们通过各种各样的中医养生运动，来强身健体、协调阴阳，达到防病、治病、保健的目的。

为了让更多的人了解中医运动养生，故编纂本书。全书分上、下两篇，上篇属总论，涵盖了中医运动养生概述、中医运动养生对人体的影响、运动养生与康复以及传统和现代的运动养生方法；下篇为各论，按照系统分类介绍常见疾病的运动养生与防治。此外，本书还特别聘请了张大伟老师录制太极拳、大舞、八段锦的示范视频，张大伟老师为民族传统体育学硕士、中国武术六段、健身气功世界冠军、全运会冠军、国家级裁判员，曾带队参加全国及天津市各种比赛，斩获金牌60余枚、银牌40余枚、铜牌40余枚。视频中张老师讲解与练习相结合，读者可边学边练，融运动与养生为一体。本书特点：

1. 梳理了中医运动养生的历史源流，以通俗的语言系统介绍了中医运动养生的基本知识、应用运动养生保健和防治疾病的方法。

2. 有针对性地选择了运动养生优势病种，详细介绍运动养生对这些疾病的调治、注意事项及预后调护等内容，为读者运用中医运动养生的方法治病防病提供了参考。

3. 本书为面向大众的专业性科普类书籍，也非常适合作为中医爱好者的入门读物。

本书能够顺利出版，非常感谢石家庄以岭药业股份有限公司和河北以岭医院的大力支持！

编者

2020 年 3 月

目 录

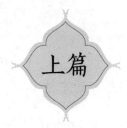

上篇　认识运动养生

第三章　运动养生与康复

第四章　传统运动养生方法

第五章　现代运动养生方法

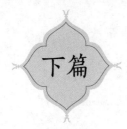

下篇　常见疾病的运动养生与防治

第十章　神经系统疾病的运动养生

第十一章　骨伤科疾病的运动养生

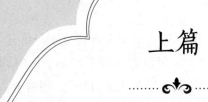

上篇

认识运动养生

第一章
中医运动养生概述

　　"养生"，古时又称为"养性""保生"，《中国大百科全书》将其定义为："以调阴阳、和气血、保精神为原则，运用调神、导引吐纳、四时调摄、食养、药养、节欲、辟谷为手段，以期达到健康长寿的方法"。根据生命发展的规律，采取中国传统体育运动方式进行锻炼，达到舒筋活血、调畅气机、疏通脏腑气血、静心宁神之效的养生活动，称为中医运动养生。常用的中医运动养生方法有太极拳、八段锦、五禽戏等。由于该类方法具有形神俱调、动静结合、负荷适中的特点，且运动不受场地、性别、年龄、职业等限制，长期以来备受各医家、患者和百姓青睐。

第一节　中医运动养生的源流与发展

　　为了达到养生延寿的目的，在古代哲学观的影响下，古人以形神相应和动静结合为指导思想，将中医理论的阴阳五行、气一元论、脏腑学说和经络学说等内容与形体运动相结合，在不同时期分别形成了巫舞、吐纳、导引术、六字诀、易筋经和太极拳等中国传统的运动养生功法，特别强调"整体观念""天人合一""呼吸吐纳""气血调和"在机体内环境达"阴平阳秘，精神乃治"稳态中发挥的重要作用。

　　早在原始社会末期，就有"阴多滞伏而湛积，水道壅塞，不行其原，民气郁阏而滞著，筋骨瑟缩不达，故作为舞以宣导之"的描述，这是后来按摩术、导引术等古代养生方法的雏形。现存最早的、完整描述呼吸锻炼的文字是春秋战国时期的《行气铭》。它对"行气"的路线进行了详细的描述，与后来流行的"以意领气""气沉丹田""停闭意守"等练功健身方法基本一致。古人对运动养生的重视，使其历经数千年而不断发展和完善，成为养护人类身体健康的重要手段。

运动养生在我国历史源远流长，是中国传统文化的重要组成部分，是中国人民在数千年的实践中总结而成的精华。合适的运动方式不但能够锻炼筋骨、增强体质、维护健康，还能动中取静，充分调畅精神活动，最终促进身心健康。

一、原始社会的运动养生

中医运动养生最早起源于古时劳动人民保养身体、预防疾病的过程。相传四千多年前的唐尧时代，我国中原地区曾洪水泛滥成灾，当时百姓普遍存在肌肤肿胀疼痛、关节活动不利等症状，为了解除病患，古人通过舞动身体、呼喊发力、鸣奏乐器而祈祷神灵，起到活利筋骨、排解郁闷、驱逐"阴""郁"之气的作用。这是后来形成的导引术、按摩术等古代养生方法的雏形。

"导引"一词最早见于《庄子·刻意》，意指"教人引舞以利导之"。《黄帝内经》则明确提出其概念："中央者，其地平以湿，天地所以生万物也众。其民食杂而不劳，故其病多痿厥寒热，其治宜导引按跷。故导引按跷者亦从中央出也。"生活在物产丰富、土地肥沃的黄河流域中部的人们（"中央者"），生活较为富裕安定，长期缺乏体力劳动，易致气血凝滞不畅，发为痿厥寒热之病。为了防治疾病，导引之类的功法由此产生。

二、先秦时期的运动养生

先秦时期是我国从原始时代到文明时代的重要转折期，生产的发展、社会的进步促进了人类更好地认识自然，认识生命。长期医疗实践中积累的宝贵经验使得该时期的养生思想对中国传统养生学的形成和发展具有直接且重要的作用，对当代人类养生保健仍然具有现实指导价值。

先秦时期养生理论中，最具生命力和影响力的当属"运动养生"，即主张"运动强身"的观念。子华子在《子华子·北宫意问》中强调运动、疏导在养生中的重要地位，提出健康长寿的方法是"营卫之行，无失厥常，六腑化谷，津液布扬，故能长久而不敝"，可以说子华子是"生命在于运动"最早的倡导者。《吕氏春秋》中同样记载有主张运动养生的理论："流水不腐，户枢不蠹，动也，形气亦然。形不动则精不流，精不流则气郁。"想要祛病健身，就必须坚持运动，以开塞通窍，使精气血脉畅流不息。在动静结合方面，庄子将养生分为"养神"（摄养精神情志）和"全形"（保全形体身躯），主张养神当以静为主，静中求动，全形当以动为主，动中求静。

此外，先秦时期的养生观强调趋利避害的主动观念，即追求根据自然和社会的客观规律对生命进行有益的保养。《吕氏春秋》提到"知本去害"，《季春纪·尽数》中也说："毕数之务，在于去害。何为去害？大甘、大酸、大苦、大辛、大咸，五者充形，则生害矣。大喜、大怒、大忧、大恐、大哀，五者接神，则生害也。大寒、大热、大燥、大湿、大风、大霖、大雾，七者动精，则生害矣。故凡养生，莫若知本，知本则疾无由至矣。"

总之，先秦时期的养生观强调运动强身、守静养神、动静结合、养性修身等方面的协调统一，其对后世医家观念的提出影响颇大，如华佗曾指出："人体欲得劳动，但不当使极耳，动摇则谷气得消，血脉流通，病不得生"，可以看作是对"动以养生"观念的继承；"五禽戏""太极拳"等体育锻炼和养生运动也是在此基础上创建起来的。

三、秦汉时期的运动养生

传统养生思想到秦汉时期主要分为两个流派，一个是唯心主义流派，一个是唯物主义流派，两者分别以董仲舒和桓谭为代表。

唯心主义流派认为：人体的养生，养心比养形更重要，宇宙间最大的主宰是天，而人只是宇宙中的一部分。"人有小骨节三百六十六，天有三百六十六日；人有大骨节十二，天有十二月；人有五脏，天有五行；人有四肢，天有四时；人有哀乐，天有阴阳；人有伦理，天有天地。""春气爱，秋气严，夏气乐，冬气哀。爱气以生物，严气以成功，乐气以养生，哀气以丧终。天之志也。""利以养其体，义以养其心。"

唯物主义学派开启了辩证养生的先河，强调辩证地看待养生，认为虽然养生对人的生命是"有用"的，但却不是"万能"的。在这一思想的指导下，"运动养生"得到了充分发展，促进了行气和导引术的成熟和发展。到了汉代，行气导引术有了较大发展，与先秦时期的导引术相比，此期出现更多的导引术式，并重视术式的动作幅度，强调导引要与行气交融互透。由此，以治疗疾病为目的的运动养生术式——导引术趋于成熟，并由此形成了独具特色的中国古代导引体操套路体系。秦汉时期，行气理论有了重要发展，主要体现在开始用阴阳五行思想与"精、气、神"原理阐释行气理论。华佗创编的"五禽戏"较好地反映了东汉末期导引养生术的进一步发展，五禽戏突破了《导引图》单式导引的局限，表现为成套导引术，并突破了《导引图》单一疗疾手段，又具有强身健体、消除疲劳的功能。

四、魏晋时期的运动养生

魏晋南北朝时期的养生思想和运动养生在医学和科技的发展下初成体系。该时期的养生家特别强调"行气导引"在养生中的作用，他们认为：若只服用丹药保精而不行气，修炼取效就慢，只有将其有机结合，才能强身健体，取得较好的修炼效果。此时期主要的代表人物有嵇康、葛洪、陶弘景等。

嵇康秉承老庄学派的"自然之道"和"无为"思想，并传承了道家的思想精华，在其有生之年著有《养生论》《答难养生论》《难宅无吉凶摄生论》等论著，对后世导引术的发展产生了较大影响。此外，嵇康认为最好的养生方法是精神与肉体同时得到保养与锻炼，并追求"人生寿促，天地长久，百年之期，孰云其寿；思欲登仙，以济不朽"的长寿理念。

葛洪在道家思想的基础上，提出了关于养生延年以及神仙方药和鬼怪变化等理论，并著有《抱朴子》等论著。葛洪认为，服食仙药和鬼怪变化等属于迷信，是伪科学，更是不可取的。《抱朴子·至理》云："服药虽为长生之本，若能兼行气者，其益甚速。若不能得药，但行气而尽其理者，亦得数百岁。"他认为服用金丹大药虽为长生的根本，但如果能与行气相配合的话，则收益更为迅速；即使不能得到仙药，单单行气而且能符合其中的"至理"者，也能得到数百岁的寿命，即指出"行气"在修炼长生中的重要作用。他在《抱朴子·微旨》中也说："夫导引不在于立名、象物、粉绘、表形、著图，但无名状也，或伸屈，或俯仰……皆导引也……凡人导引，骨节有声，如不行则声大，声小则筋缓气通也。夫导引疗未患之患，通不和之气，动之则百关气畅，闭之则三宫血凝，实养生之大律，祛病之玄术矣。"葛洪提出了导引养生术的不同术式，并将健身延年的思想渗透其中，认为导引的作用，主要在于调畅气血，"养生以不伤为本"。这种积极的导引养生观被后世养生家、医家肯定，极大促进了导引养生术的发展。

陶弘景在道教"重人贵生"思想的基础上，提出了养生六字诀，即吹、呼、嘻、呵、嘘、呬。六字诀从呼吸吐纳、意念运力的角度巧妙地将呼吸法与自然气息相结合，使脏腑之气血通畅，保健身心。其所撰的《养性延命录》体现了"略取要法，删弃繁芜，类聚篇题"的原则，系统保存了先秦至魏晋期间诸家养生精粹，并首次提出了一套系统的道教养生学理论架构，是养生学史上具有里程碑意义的著作。

魏晋时期的养生术得到了长足发展，该时期不仅确定了养生思想，还广纳服气、服食金丹、导引等多种养生方法，对后世导引术的发展有极大影响。

五、隋唐时期的运动养生

中国古代养生理论在隋唐时期取得了很大的进展，运动养生观念沿着秦汉魏晋以来形成的理论有了进一步的发展，使导引养生术在医疗上得到了广泛的应用，并出现了巢元方、孙思邈和司马承祯等著名的养生学家。

隋唐时期，统治者设立了专门的太医署以及专门的导引按摩师，《唐书·百官志》和《唐六典》将其职能概括为"掌教导引之法，以除疾，损伤、折跌者正之"，意思是用导引类等运动疗法来治疗疾病。隋朝设按摩博士两人，唐朝设按摩博士一人，导引按摩正式进入了官方医疗体系，分为以治疗疾病为主的医疗导引术和以保健为主的养生导引术两种，并在养生和医疗上得到了广泛的运用。这一时期的主要医典包括巢元方等奉敕编撰的《诸病源候论》，孙思邈的《备急千金要方》《摄养枕中方》和《千金翼方》，王焘编著的《外台秘要》以及胡愔的《黄庭内景五脏六腑补泻图》等。

《诸病源候论》在吸取前人的运动养生思想以及导引治病的理论经验的基础上，对导引锻炼方法有了更加具体的解释说明，主要内容为肢体运动配合呼吸与按摩，多数为徒手导引，少数为器械导引。其中关于导引致病操作方法的记载多达二百七十余条，是记载导引术最多的中国古代医学典籍。

《备急千金要方》是我国医学名著之一，是极具代表性的唐代医学著作，对后世影响极大。此书不仅对唐以前的医学进行了总结，而且所载有关导引运动养生的内容也十分丰富。孙思邈既主张静养，又强调运动；既强调食疗，又主张药补。《备急千金要方》所载内容不但涉及衣、食、住、行与养生的关系，而且专门探讨了养生保健的问题。孙思邈在书中说："养性之道，常欲小劳，但莫大疲及强所不能堪耳。"他指出养生之道，在于坚持运动锻炼，但应注意量力而行。《千金翼方》曰："非但老人须知服食将息节度，极须知调身按摩，摇动肢节，导引行气。"书中收集了各种气功、导引、按摩等养生锻炼方法。此外，孙思邈的《摄养枕中方》亦为气功摄生著作，其中专论按摩运动、咽液存恩、保精行气、守三丹田真一之法。

隋唐时期的导引术在医疗养生保健应用方面取得了极大进步，将导引养生术又向前推进了一大步。

六、宋元时期的运动养生

这一时期社会经济发展较快，人们在追求延年益寿方面也有了比较强烈的愿望，养生学得到了很大发展。这一时期的运动养生理论主要体现在导引养生理论的发展，有如下五个方面。

一是著名文人学士对导引养生术的研习。例如，苏轼主张"善养身者，使之能逸而能劳，步趋动作，使其四体狃于寒暑之变，然后可以刚健强力，涉险而不伤"。他提出通过户外的自然锻炼或适时参加体育活动，使身体适应四季寒暑气温的变化，达到抵抗疾病、强身养生的目的。

二是张君房所著的《云笈七签》汇集了道家的导引养生术。

三是陈希夷创编十二月坐功。陈希夷是该时期创新导引术的代表人物，著有《指玄篇》。在顺应自然、天人合一思想的指导下，陈希夷创编了十二月坐功，其内容包括有按膝、捶背、伸展四肢、转身扭颈等动作，共计二十四式，每一式均对应不同的病症。

四是蒲虔贯创编小劳术。蒲虔贯也是宋代道士，他的养生思想是顺乎自然，运动肢体，创编了类似于八段锦的"小劳术"。其在编著的《保生要录》中摒弃了前人导引术"往往拘忌太多，节目太繁，行者难之"的缺点，指出"养生者形要小劳，无至大疲……养生之人，欲血脉常行如水之流。坐不欲至倦，行不欲至劳。频行不已，然宜稍缓，即是小劳之术也"。基于此，蒲虔贯编创了健身养生术，式式为"两臂欲左挽右挽，如挽弓法。两手上下刁举，如拓石法。手臂前后左右轻摆。双拳凿空。头项左右顾。腰胯左右转，时俯时仰。两手相捉，细细揿，如洗手法。手掌相摩令热，掩目摩面"。

五是八段锦问世。八段锦源于导引术，自宋代问世至今已八百余年。当年，八段锦作为一种保健养生导引术，其内容是以肢体按摩与呼吸吐纳相结合，并被分为南北两派，分别称为"文八段"和"武八段"。明清时期出现的十二段锦和十六段锦均是由此发展演化而来，并对近代出现的各种改良版八段锦具有深远影响。

七、明清时期的运动养生

明清时期大众运动养生十分普及，人们不仅著书立说，丰富运动养生的相关理论，还积极参与运动养生的锻炼过程，使运动养生不但在思想理论上有所建树，而且在实践上也有所创新。

这一时期的养生家开始对之前的养生方法进行整理和改造创新，使传统的养生运动在百姓间得到推广和应用。如冷谦的《修龄要旨》、周履靖的《夷门广牍》、铁峰居士的《保生心鉴》等。《赤凤髓》是周履靖在《夷门广牍》中导引图记录最多的一部，共分三卷，主要包括行气导引法（如调气、咽气、行气、炼气、服气、闭气以及六字气诀吹、呼、嘻、呵、嘘、呬等）和"五禽书""八段锦""华山睡功图"等图文并茂的导引术式。

在这些养生学著作里，不仅记载了运动养生的功法，而且还整合了医疗导引术，并出现了一些新的极具价值的养生功法。例如，明末清初的陈王庭汇集了古代导引术和吐纳术、古代中医经络学说和阴阳学思想，以及明代各家的拳法，创制了太极拳。太极拳不仅蕴含了很深的哲学思想，而且还可以强健体魄。太极拳发展至清朝末期形成了陈氏、杨氏、吴氏、武氏、孙氏五种主要派系，这些派系的功法至今广为流传。

八、近现代的运动养生

中华人民共和国成立以后，中医运动养生得到了党和政府的重视，其在民间的普及、推广和相关学术研究达到了前所未有的程度。此期的中医运动养生以气功为主，先后历经两次高潮：一是20世纪50年代"气功疗法"的发展，二是"健身气功"对中国传统导引养生文化的创新。

传统体育养生的"新体育"思想时期，是在中华人民共和国成立以后到改革开放之前。此期"新体育"的本质和核心是"体育为人民服务"。在这一思想指引下，运动养生迎来了新的发展机遇。由人民卫生出版社出版的《气功疗法实践》和《内养功疗法》，在上市之初就受到了广大群众的广泛关注，推动了中国传统治疗疾病的"气功疗法"的快速发展，并掀起了全国性的修炼气功热潮。随着人们对"气功"治病的认可，气功事业得到空前发展，传统导引养生术也全部被列入气功范畴。

改革开放后，随着社会经济极速发展，当代人越来越注重养生理念，追求身体健康。21世纪初，国家体育总局成立了健身气功协会和健身气功管理中心。随后，健身气功管理中心本着"调身、调心、调息"三调合一的健身养性原则，在传统导引养生术上挖掘整理，开始教学实验，并将传统导引术新编为四套现代健身气功：易筋经、五禽戏、六字诀和八段锦。与此同时，民间各种气功功法和团体也相继问世，如马王堆导引术、养生功十二法、大舞、导引十二段锦等，使百姓日益增长的健身需要得到满足，同时拆穿那些伪科学气功功法，使其露出真实面目，以此来巩固社会主义精神文明建设成果。

这一时期的传统导引术吸取传统运动养生的精髓，并结合了现代科学技术，体现了以"强身、健体、养生、保健"为宗旨的现代中医养生观，发扬了我国的传统养生文化。

第二节　中医运动养生的功效与特点

具有中华民族特色的中国传统运动养生，从产生至今已有两千多年的历史，其功效和特点简述如下。

一、中医运动养生的功效

（一）增强体质，防御疾病

运动养生功法主要是运动和疏导，《子华子》曰："营卫之行，无失厥常，六腑化谷，津液布扬，故能长久而不敝"，运动健身的原因是"流水不腐，户枢不蠹，动也，形气亦然。形不动则精不流，精不流则气郁"，所以，要想强壮身体免除病痛，就一定要运动，这样才可以通利诸窍，使气血通畅。古人有云：人"和于术数"方可益寿延年。王冰认为"术数"的含义是："术数者，保生之大伦"，指的就是各种各样的养生方法，同时也包含各种锻炼身体的运动方法。先秦时期"动以强身"的理念对后世产生了很大的影响，东汉华佗所言"人体欲得劳动，但不当使极耳。动摇则谷气得消，血脉流通，病不得生"就是对它的延续，包括太极拳、易筋经、五禽戏等体育锻炼活动也是如此。

（二）守静养神，修身养性

"守静养神"是养生的另一主要观念。老子认为"致虚极，守静笃""归根曰静"，就是要做到空到极点，没有一丝杂念与污染，空明一片。修炼功夫，要专一不二地"守"住心，最终归于虚静的本原状态。老子的这一理论是之后"以静养生"理论的主要来源。此后，庄子亦提出"夫恬淡寂寞，虚无无为，此天地之平，而道德之质也"及"平易恬淡，则忧患不能入，邪气不能袭"的思想。老庄"守静养神"的养生保健观点值得肯定，亦为后世所接受。

养性修身保健指的是依靠提高道德修养、修身养性来延年益寿的保养身体方法，是传统导引养生术的自我修炼的终身追求。导引养生术体现的就是对个体生命心性、和谐的健康生命特征修炼。蕴含在导引术中的修身养性思想，使人们在长期的锻炼中不断提升个人修养，增强伦理道德观念，才达到了强身与和谐社会相统一的境界。

二、中医运动养生的特点

（一）与中国古代哲学观相结合

中医运动养生是在中国古代哲学的基础上，以传统中医理论为依据，用运动的方式实现保持健康、强健体魄、益寿延年、减缓衰老的养生方法。

中医运动养生以中医的阴阳五行学说、藏象和经络理论为依据，目的是通过养精、炼气、调神、培元固本来保养身体，提高人的生命质量，强调将"以动养形，以静养神"作为基本活动方式。运动养生形体活动的开、阖、升、降、虚、实、动、静每一个动作都和中医基础理论密切相关，是以中医基础理论为理论依据，从而达到防治疾病的目的，同时使身心都得以锻炼，以保持健康、益寿延年。

（二）讲究"整体观念""天人合一"

中医学认为，人既有自然属性，也有社会属性。影响人体健康的因素中，既有人体本身的先天因素，也有社会、环境等外界因素。《素问·宝命全形论篇》云："天覆地载，万物悉备，莫贵于人。人以天地之气生，四时之法成。"意思是无论是虚而覆容万物的天，还是实而承载万物的地，都没有人宝贵。人的生命因天地阴阳而变动，并顺应四时递迁的法度而规律生长。社会的一切活动都是人主宰的，都是人的行为，而人的活动又与政治、经济、法律、道德、文化等密切相关，在繁杂、变化无常的社会中进行。

运动养生是人们在对生命的奥秘逐渐发掘、了解、探索和总结的过程中，进行的保养生命的实践活动，因此它与人、自然和社会都密切相关。如《灵枢·本神》提及："智者之养生也，必顺四时而适寒暑，和喜怒而安居处，节阴阳而调刚柔，如是，则僻邪不至，长生久视"，意思就是说养生要随着四时寒热温凉气候变化做出一定的调整，要注重情志养生，避免过喜或过忧对身体造成伤害，只有身体和心理保持好各种平衡，顺应四时变化规律，人与自然、社会和谐相处才能健康长寿。

（三）注重意念、调息、动形的协调一致

张景岳在《类经》中说："人禀天地阴阳之气以生，借血肉以成形，一气周流于其中以成其神，形神俱备，乃为全体。"意思是人禀赋天地阴阳之气得以出生，借助肉体得以成人形，只有形与神都具备了才是一个全体。意念是指人大脑中意识专注集中而成信念的精神状态；调息是指运用意识，通过吐纳、炼气、调气、食气来调整呼吸的过程；动形指的是人体的运动。

运动养生是通过身体活动、导引吐纳和人体自身意念的密切合作，来获得生命的元气；以气动形，形神一致，动静相宜，以达意、气、形的统一和谐，实现内炼精神、气血、脏腑，外炼经脉、筋骨、四肢，内外和谐，气血畅通，使人体得到多方位的、均衡的锻炼，继而使精气神三者聚合，身体和心理达到平衡。

第三节　中医运动养生原则与注意事项

一、中医运动养生的原则

（一）因时、因地、因人制宜

"因时、因地、因人制宜"强调的是在审因施养时要根据当时的季节、地理环境的不同和患者的体质差异等做出相应的改变，其充分体现了中医整体观念和辨证论治思想在运动养生方面的应用，是中医学基本原则在运动养生过程的体现。

"因时制宜"即运动当根据四季不同时期采取不同方法进行锻炼。四季养生法则总括为"春夏养阳，秋冬养阴"。春季运动养生当注意保护阳气，以顺应春生之气，可做一些和缓放松的运动以增强心肺功能和提高工作效率，但当注意锻炼时间不可过早或过晚，以防止因雾气、汽车尾气等因素诱发哮喘、冠心病等疾病。夏季运动养生当以清晨或黄昏为最佳，避免高温中暑，时间不宜太长，适量进行一些有强度、可耐受的运动以顺应夏长之气。秋季运动养生当注意收敛神气，平心静气，使志安宁，培护阴气，毋至阴伤，以顺应阴长阳衰的肃杀之气为要。冬季运动养生当以敛阴护阳为根本，运动时尽量选择阳光充足的环境，时间当以10时至16时为宜，同时主张适量进行低强度的和缓运动，做到"内动外静"，以闭藏之性为要，使身体在闭藏之中孕育一定的活力。

地域气候差异，地理环境和生活习惯的不同在一定程度上影响着人体生理活动和脏腑机能，甚至是运动方式。不同地域，因为地势、气候及生活习惯不一样，人们擅长的运动也不尽相同，如北方人喜欢长跑等田径类和冰雪类运动，南方人则善于球类和游泳等水上运动。根据不同地域的地理环境和气候特点来制定运动养生方法的原则，即为"因地制宜"。

"因人制宜"是中医的一大特色，是根据人们的年龄、性别、体质、职业等特点，来考虑不同运动的养生原则。对于老年人来说，由于肌肉力量减弱，神经系统反应变慢，协调能力变差，宜选择动作轻柔和缓、放松肌肉、活动全身的运动，如步行、慢跑、太极拳等。而对于身强体壮的年轻人，可以选择运动量大的锻炼项目，如长跑、篮球、足球等。每个人工作性质不同，所选择的运动项目亦应有别，如教师、售货员要长时间站立，易发生下肢静脉曲张，需要仰卧抬腿；伏案工作者，要经常进行扩胸、伸腰、抬头等运动。

（二）动静结合，适度进行

运动养生是通过锻炼达到强身健体、延年益寿的目的。在运动时，不能因为强调动而忘了静，要动静兼修，内炼精神，外炼形体，内外结合，展现"由动入静""静中有动""以静制动""动静结合"的整体观念。

动可以保证气血运行通畅、四肢反应灵敏，以此来提高机体的抗病力。《吕氏春秋》主张"以动养生"，后汉的华佗及唐代的孙思邈也延续了这一思想。《遵生八笺》则云："人身流畅，皆一气之所周通……人身欲得摇动，则谷气易消，血脉疏利。"西医学研究发现，运动能够增强心肌收缩力，恢复血管弹性，从而改善心脏供血功能，延缓或减少动脉粥样硬化等病变；运动还能够提高肌肉的收缩和舒张功能，使肌肉结实，关节活动灵活。

老子在《道德经》中指出："归根曰静，是谓复命。"同时庄周也提出养生要"清静无为"。这种"静派"的养生观点对后代的养生思想产生了极大影响。静，不仅包括运动的安静状态，还包括精神清净。神为一身之主，因此清静养神也是至关重要的。西医学同时也认为，精神上的失调会引发人一连串焦躁反应，产生眩晕、头痛、失眠、多梦等一系列交感神经亢奋之症。但就当代人的作息规律及生活习惯来看，只有动静结合，将精神、气息、形体三者相统一，把人看作一个整体而进行整体性干预，才能保生长全。

运动养生适度尤为重要，运动量不能过少或过多。《备急千金要方·养性》曰："养性之道，常欲小劳，但莫大疲及强所不能堪耳。"若运动量过少，通过运动达不到锻炼身体的目的，不能发挥其应有的效果；若运动量过大，则运动刺激可能会超过人体所能耐受的负荷，适得其反，身体因过度劳累而受到损害。因此，运动养生强调适度不疲的原则，体质差的人要尤为注意。

（三）循序渐进，贵在坚持

运动养生要循序渐进，切忌急于求成。运动强度要从低到高，运动时间由短到长，运动次数由少到多。人体各器官的机能，不是一下子可以提高的，它是一个逐步发展、逐步提高的过程。突然的心血来潮、疯狂锻炼不仅不会达到养生、锻炼身体的目的，还会对肌肉、器官、内脏造成急促的影响，或使肌肉拉伤，或使人疲劳，给身体加重负担，也容易导致受伤。据研究，一般健康人在没有准备活动的情况下突然参加剧烈运动或运动量一时过大，可致心率突然加快、血压增高、心肌需氧量增加，但此时冠状动脉不能相应地扩张以供给足够的血液，造成心肌缺血。操之过急，往往欲速则不达。

人贵有志，学贵有恒，只有持之以恒，坚持不懈，才能取得养生成效，"三天打鱼，两天晒网"是达不到锻炼目的的。"流水不腐，户枢不蠹"，运动养生锻炼的不仅是身体，更是意志和毅力。不要以学习、工作繁忙为借口而不坚持运动。如果时间充裕，可多运动些时间，时间不足每天进行10分钟左右的短时间锻炼也是有益的。若不能到户外或操场锻炼，在室内、楼道内做原地跑、原地跳、广播操、太极拳等也是可以的。

二、中医运动养生的注意事项

（一）注意选择适合的运动方式

运动方式要因人而异。大家的体质、健康状况、年龄、所处环境等是不一样的，因此选择的运动方式也各有不同。例如，体质量过大的人最好不要采取登山的运动方式，因为体质量过大会给膝关节增加额外的压力，再加上登山使其负重增加，导致膝关节承受压力过大，从而引起疼痛甚至不能行走。

有氧运动可以锻炼心、肺功能，使心血管系统能够更有效地把氧气运送到全身。我们可以选择一些柔和同时需要耐力的有氧运动，如慢跑、游泳、骑自行车、打太极拳等。

（二）注意选择合理的运动时间

第一是选择何时开始运动，第二是选择进行多长时间的运动。《黄帝内经》云："顺四时，适寒暑。"意为用平和的心态和平衡的身体状况去适应四季气候的变化。运动时间的选择也要顺应四时的变化。总得来说，一天中的下午3时到6时是最适合运动的，然后是晚上7时到9时，人体的阴阳转换是在这两个时段进行的，此时运动对阴阳都有利。最不适合进行运动的时间是凌晨3时到5时，在此时间段内人体阳气生发最盛，肾上腺素分泌最多，如果这时运动，会出现血压骤升、心跳过速、心肌供血不足等症状，易导致突发性脑出血、心脏骤停等状况发生。

中医运动养生还强调"养性之道，常欲小劳，但莫大疲及强所不能堪耳"，意思是养生时要量力而行，不可进行透支身体的大运动量活动，否则得不偿失，不符合养生之道。每次运动时间最好不要超过1个小时，尤其值得注意的是老年人，最佳运动时长为半小时左右，切忌运动时间过长。

（三）注意选择合适的运动场地

运动场地有室内和户外两种。通常最好先在室内做好准备活动，舒展四肢筋肉，然后再进行室外运动，切记不要刚起床就马上进行户外运动。除此之外，日出前也不要到树林进行运动锻炼，究其原因主要是树叶在非光合作用条件下不能大量吸收二氧化碳以释放氧气，若人在这种环境中进行体育运动，则会陷入到缺氧状态，对健康有害。

此外，在马路上跑步，尤其是在有机动车行驶的马路上跑步，也是一种错误的运动方式。在这种环境中运动不但危险，还会吸入车轮扬起的尘土和汽车尾气，这都有害身体健康。

（四）注意保持合理的运动状态

每次运动中都最好保持适合自己的运动状态，即身体在运动的时候应当处于舒适的状态。

保证运动时人体一直处于有氧状态。运动时心跳的次数不要超过150次/分。如果运动的时候不能计算脉搏，可以依靠心跳微微增快、呼吸微微急促、身上微微汗出、全身微微发热等主观感受来衡量。如果运动之后全身有轻松舒适的感觉，则本次运动处于有氧状态。反之，如果运动后感觉心跳很快，且呼吸急促、喘憋、大汗淋漓、运动后瘫软在地，则表明本次运动过量，适得其反。

运动具有阶段性，每个阶段都有各自的运动方式和运动状态，要根据每个人的健康状况，进行循序渐进、由浅入深、由慢到快的运动，还要掌握动静平衡、劳逸结合的运动观念，这样才能做到正确的运动养生。

第二章
中医运动养生对人体的影响

18世纪法国哲学家伏尔泰提出："生命在于运动"，讲的是生命活动与运动密切相关。由于运动与祛病延年、健康长寿有关，因此运动是维持生命健康的需要。现代研究显示，运动对人体是一种生理刺激，如游泳、快走、健身跑、爬山和打太极拳等，可使人体各组织器官发生适应性变化，并逐渐增强其功能，因此对身体健康大有裨益。

第一节　对呼吸系统的影响

呼吸系统是将空气吸入体内并进行气体交换的系统，包括鼻、咽、喉、气管、支气管和肺。中医学认为，肺居胸中，上连气道、喉头，开窍于鼻，外合皮毛，其经脉下络大肠，故肺与大肠相表里。肺有主气、司呼吸的功能。肺作为气体交换的场所，呼出浊气（二氧化碳），吸进清气（氧气），完成体内外气体的交换。这一呼一吸的节律性活动，对全身气机的升降出入运动起着重要的调节作用，因此，肺的呼吸功能正常，则人身之气充盛，人生命活动的机能就旺盛。

一、增加肺活量

运动可以增加人的肺活量，特别是在青少年儿童生长发育阶段，经常有规律的运动在使心肺功能发育完善的同时，让肺活量增长明显。经常运动的人，其肺脏弹性增加，呼吸肌力量增大，肺活量比常人大。运动养生可以保持肺泡的良好弹性，减少肺部疾病，还可以使肺脏功能保持更长久，从而使生命力更强。游泳、快走、健身跑、爬山、跳绳、打球、导引气功、瑜伽等运动可以改善呼吸系统功能。

二、增加肺通气量

运动会使呼吸肌活动增强，特别是使对呼吸运动起主要作用的吸气肌——膈肌的收缩力增强，明显扩大胸腔的容积，使肺通气量显著增加。有研究显示，在X线下观察到，气功练习者的膈肌上下活动幅度较常态下增加2～4倍，膈肌每下降1cm，胸腔容量随之扩大300mL，由此可加大吸气状态下的胸膜腔负压。随着胸腔容量的加大，呼吸潮气量亦得到明显增加。同时，适当的运动能增强呼吸的深度，加快呼吸的频率，有效增加肺的通气效率。比如在练习太极拳、健身走等比较缓慢的运动时，每分钟肺通气量达25L左右；参加健身跑、打球、爬山时每分钟肺通气量可达40～50L，比安静时高达5倍之多。经常参加运动的人，肺通气量每分钟也可达到60L。肺通气量增加，有利于人体吸入更多的氧气，充养人体各脏腑组织并促使各脏腑组织的功能活动更加旺盛。

三、增加氧利用能力

养生运动有提高机体氧利用能力的作用。一般人在进行体育活动时，只能利用氧最大摄入量的60%左右，而经常运动的人通过体育锻炼后可以大大提高这种能力。适当的运动使人体呼吸功能增强，提高机体对氧的摄取能力，增强肺主气、司呼吸的功能。

四、运动量过大时对肺功能有负面影响

当运动过于剧烈或运动量过大时，氧气消耗大于供给，会造成呼不出、吸不足、胸闷、呼吸困难的感觉，甚至引起咳嗽、恶心、呕吐等症状，影响饮食和休息。对心肺功能较弱的人来讲，参加剧烈运动存在损害健康的风险，如运动诱发哮喘，即运动后出现咳嗽、哮喘和呼吸短促。为防止运动诱发哮喘，建议选择合适的运动方法和运动时间，如选择游泳、各种水上运动、室内活动等项目，运动时间应安排在较为温暖时。在运动前做好充分的热身活动，以使机体与运动强度相适应，以降低支气管敏感性，减少上呼吸道水分的丢失，必要时可应用药物预防。运动后咳嗽主要是由于上呼吸道过度通气而致水分丢失及干燥刺激所引起，在湿润环境下运动，或适当湿润咽喉有利于预防运动后咳嗽的发生。

第二节 对循环系统的影响

循环系统又称心血管系统或血管系统，是血液在体内流动的通道。循环系统由血液、心脏和血管组成，为闭锁式循环系统，血液不会离开血管，仅在心脏和血管中流动。循环包括体循环和肺循环两种类型。体循环以含氧血滋养全身各个部位，并将代谢产物和二氧化碳运送回心脏。肺循环携带缺氧血离开心脏，进入肺部进行气体交换，再将含氧血运回心脏。许多协调机体功能的信息物质也通过血液的运输到达其靶器官以发挥作用。只有循环系统处于良好状态，血压维持在正常水平，机体才能生存。

中医学认为，心位于胸腔偏左，横膈之上，肺之下，外有心包络卫护，内有孔窍相通。心与脉管相连，主血脉，有推动和调控血液运行和生成的作用，并输送营养物质至全身脏腑形体官窍，发挥血的濡养作用。

一、预防和治疗心血管疾病

有规律的养生运动使心肌兴奋性提高，心肌摄取血糖、氧化血乳酸和组织呼吸能力均得到加强，心肌糖原含量、肌红蛋白含量升高，从而使心脏的功能储备提高，心肌力量加强，安静状态下心率变慢。长期锻炼对血液成分和血管壁的构造有良性作用。经常适度运动的人血液中血红蛋白含量增高，携氧力增强，可改善缺氧状况，促进有氧代谢，使人体保持一个良好的状态，白细胞数量也会有所增加，从而提高了抵抗力。

人体在运动时，脉搏随着运动强度增大而增快，肌肉做功时，一部分糖、脂肪、蛋白质等物质被利用并转为化学能，同时新陈代谢增快，沉积在血管壁的胆固醇、脂肪等有害物质得到了"冲刷"，排出体外，净化了内环境，保持了血管的良好弹性。运动也有助于降低血脂，特别是降低低密度脂蛋白和胆固醇含量，运动还有助于增加胰岛素的敏感性，改善糖代谢，增加纤溶酶活性，减少血小板聚集性，减轻肥胖，增强抗动脉粥样硬化能力，降低动脉粥样硬化风险，同时降低心血管疾病的发病率。

细匀深长的腹式呼吸是最省力、功效最高的呼吸方式。据观察，在气功态下，静脉血管的容量增加，心血量减少，心脏负担减轻。身体放松、静止状态下，毛细血管扩张，血流量增加。六字诀功法通过发出"嘘、呵、呼、呬、吹、嘻"等音，并配合较为舒缓的肢体运动来调整人体气的升降出入，可以明显改善患者的心脏耐力，提高心力衰竭患者的生活质量。

二、调节心神

心主管人的精神、意识、思维活动（即现代脑功能的一部分，中医学将其归属于心），对其他脏腑组织起协调平衡的作用。运动可调节心神，有助于人们思维敏捷、精神旺盛，有利于心对其他各脏腑组织的调控，这种调控既能使各脏腑组织自身的功能得到完善，又能使各脏腑组织间保持协调和平衡，从而维持人体正常的生理功能。运动可消除紧张情绪，增强人们生活的信心和乐趣，同时，运动又可使中枢神经系统的功能得到提高，使大脑皮质兴奋与抑制过程更加协调。因此，运动可使人头脑清晰，思维灵敏，工作效率提高，并使人体各脏腑间功能活动更加协调有序。

三、减慢心率

养生运动可以增加心输出量，并使血流量重新分配，使心脏和肌肉的血流量增加。经常运动的人，安静时的心率也会减慢，这是机体对运动的适应性反应。减慢心率可使心脏的休息时间更多，可减少心肌疲劳。养生运动促使人体心血管系统的形态、机能和调节能力产生良好的适应性，可使心肌纤维增粗、心壁增厚、收缩力增强、心输出量增加，进而使心率减慢、心脏的工作效率增加。

四、改善微循环

微循环系统是进行物质交换的场所，机体通过微循环系统向全身各个组织细胞运输养料并运走代谢产物，体现了循环系统的生理功能。微循环障碍在医学界被称为"百病之源"，微循环障碍的发生与血流速度减慢、血浆黏度增高密切相关。降低血黏度可有效改善微循环障碍。研究表明，健身气功、八段锦、太极拳、五禽戏等运动能够改善血脂代谢水平和抗氧化应激水平，对于预防和延缓动脉粥样硬化具有积极意义，并能提高生活质量。

五、降低基础代谢率

养生运动还具有降低人体基础代谢率的作用。国内外试验研究表明，气功态时代谢率和氧耗量均降低。精神安静和骨骼肌松弛是练功过程中基础代谢率降低的重要因素。

六、运动过度可致心肌损伤

运动过度会加快心律，使回流心脏的静脉血充盈时间不足，引起心脏排空现象，心肌缺氧、缺血造成心肌收缩力下降，表现为胸闷、心律不齐、休息时心率加快及运动后心率恢复慢。过度运动是引起猝死的重要原因。大量研究表明，适量运动有助于防治冠心病，但如果运动过度，运动负荷超出心脏承受能力，又可能出现心肌缺氧、缺血等情况。

第三节 对消化系统的影响

消化系统是用以进食、消化食物、获取能量和营养、排泄废物的一组器官，包括口腔、咽部、食管、胃、肠、肝和胰等，主要功能为摄食、消化、吸收、排泄废物。食物进入口腔之后，就开始了消化过程。食物从胃进入小肠后，各种各样的酶就开始消化糖类、蛋白质和脂肪。消化的食物养分通过肠壁被吸收，未被消化的物质则直接被排出体外。

中医学认为，脾位于人体中焦、横膈之下的腹腔内，其经脉下络于胃，故脾与胃相表里。脾胃居中，脾气宜升，胃气宜降，为气机升降之枢纽。脾的主要生理功能为主运化和主肌肉。脾主运化是指脾能够消化饮食物，并将消化后的营养物质运送到周身各脏腑及肌肉组织当中，起到滋润和营养的作用，故中医有"脾为后天之本，气血生化之源"的说法。脾主肌肉与脾主运化的功能密切相关，是指脾胃运化来的水谷精微有充养人体四肢、肌肉的作用。只有脾气健运，气血生化有源，输布功能正常，才能供应肌肉的营养，从而保持肌肉丰满、健壮有力。

一、促进消化吸收

养生运动可以促进消化吸收。试验证明，人通过静功调息，并辅以适当的动功练习，可促进消化道蠕动和消化腺分泌。同时，细匀深长的腹式呼吸，使腹腔内压力发生变化，对消化系统起到良好的内按摩作用，促使腹腔肌肉和胃肠道肌肉保持一定的张力，改善胃肠道的血液循环，促进胃肠道的蠕动，增加消化液的分泌，有利于胆汁的合成及排出，使食物当中的营养物质消化吸收更为彻底，也有利于食物残渣的排出，使整个机体的代谢增强，表现为食欲增强、肌肉结实有力、脂肪堆积减少，有助于维持良好的体形。

二、刺激脏腑经络

人体有很多经络循行，借助外力刺激，可有效地调整消化系统的功能。如足阳明胃经分布在身体的正面，从眼部下边的承泣穴开始向下走，一直到脚部的厉兑穴，贯穿全身，主治肠胃等消化系统病症。运动可以刺激胃经，以达调节脾胃的目的，同时可促进肠胃蠕动，有助于营养物质的吸收和残渣的排出。

三、饭后剧烈运动影响消化、吸收

人体剧烈运动时，肌肉需要大量的血液供应，在神经系统的调节支配下，内脏的血液供应相对减少，胃肠蠕动变慢，消化液分泌减少，食物的消化和吸收功能减弱，故饭后不宜从事剧烈的运动。人们常说："饭后百步走，活到九十九"，"饭后"是指饭后30分钟左右，饭后缓慢地散步有利于肠胃的消化吸收功能。

第四节 对泌尿生殖系统的影响

泌尿生殖系统为泌尿系统和生殖系统的统称。泌尿生殖系统疾病是由于各种原因导致的以泌尿系统和生殖系统器官功能障碍或形态上的病理变化为主要特征的一类疾病。男性泌尿生殖系统疾病包括排尿异常、脓尿、尿道异常分泌物或性功能障碍及男性不育症等。女性泌尿生殖系统疾病具有患病率高、无症状比例高、不就诊比例高、得不到合理治疗比例高的特点，包括阴道炎、外阴炎、盆腔炎、宫颈炎等。

中医学认为，肾位于腰部，左右各一，其经脉与膀胱相互络属，互为表里。肾的主要生理功能是主藏精，主管人体生长、发育与生殖。肾又主水，并有纳气的功能。肾性潜藏，肾的精气只宜封藏，不宜耗泄。

一、培补肾精，养筋强身健骨

运动能培补人之肾精，肾精充足则使人生长、发育旺盛，骨骼强壮，耳聪目明，排泄功能良好。机体功能在人的每个阶段都有不同的特点：婴幼儿体弱，易受外邪侵袭；青春期体质由弱变强，肾气始盛；成年期肾气最盛，体质强盛；随后肾气渐衰，体质也由强趋衰，最后呈现一派衰老的状态。适当运动可以健肾强身。肢体功能活动，包括关节、筋等组织运动，由肝肾所支配，善养生者，注重锻炼身体，以取得培补肾精、养筋健骨、畅通血脉、增强自身抵抗力之效。

二、减轻肾脏损伤，减缓肾功能减退

近年来许多研究证明运动可以缓解蛋白排泄，减轻并延缓肾脏损伤，并且可以改善慢性肾脏疾病患者的心血管功能和贫血状态，起到降血压和降血脂的作用，而且还能增加这些患者的最大耗氧量，增强体力，提高其营养状况和生存质量。越来越多的肾脏病学专家都认为可以将长期的慢性运动训练如长期游泳、长跑等作为慢性肾脏疾病及透析患者常规治疗的一部分。

三、改善抑郁状态，抗焦虑

养生运动可以改善抑郁症患者的抑郁状态。有研究显示，有氧运动可以增强人的抗抑郁、抗焦虑能力。有氧运动可以给大脑提供充足的氧气，使脑细胞功能增强，促进大脑释放出能够让精神愉悦的物质，使患者的焦虑抑郁得到不同程度的改善。

养生运动对泌尿生殖系统大有裨益，但运动方法要遵循循序渐进、适时适量的原则，可以进行长跑、游泳、步行、太极拳、保健气功或者爬山等不同强度的运动。每天进行一到两次中等强度的运动，每次运动半小时左右，中间可休息5分钟左右，每周进行3~5次有氧运动。运动量及运动方式可以根据患者的自身情况进行调整。

第五节 对神经系统的影响

神经系统是机体内对生理功能的调节起主导作用的系统，主要由中枢神经系统和周围神经系统组成。中枢神经系统的功能是分析人体内、外传递来的信息，使机体在此信息下作出反应，周围神经系统的作用是传递神经冲动。神经系统疾病包括周围神经疾病、脑血管疾病、神经系统变性疾病、癫痫、头痛、睡眠障碍、痴呆、神经-肌肉接头疾病、自主神经系统疾病等。

中医认为神经系统的一系列疾病和外感"六淫"、内伤"七情"以及"痰饮""瘀血""劳逸"等有关。中医学中虽然没有"神经系统疾病"的概念，但在《黄帝内经》等书中就有许多有关脑髓疾病的记载，如"头痛""眩晕""癫疾"等，随着后世医家对脑髓疾病的深入研究，又有了"中风""半身不遂""偏瘫""巅痛"等神经内科疾病概念，为开展中西医结合治疗奠定了基础。

一、双向调节作用

养生运动对中枢神经有双向调节作用：一是从大脑传输到肌肉，可以让肌肉放松；二是从肌肉到大脑，肌肉放松以后对大脑传输的信号反应就会减弱，从而心理上就会有轻松的感觉。大脑前额叶是中枢神经系统最高级的部位，人类一系列的心理活动比如人的认知、意识、情感以及思维等都受此控制，从而在很大程度上影响着人的行为和性格。

二、使人排除杂念，沉心静气

养生运动通过锻炼我们的意念和精神意识使心神舒适愉悦，以达到排除杂念、沉心静气的目的。意念锻炼可以调整人体器官的生理活动，发挥自我保健和康复作用，并且有助于洞察和调控人体内部的变化。例如，太极拳的意念锻炼是动静结合，通过肢体运动和意念锻炼达到对神经系统的调节，由神经系统来协调全身各功能系统的平衡稳定。长期进行太极拳练习可有效地促进中枢神经系统的功能改善，使动作灵活、协调，使练习者心情舒畅、忘我怡神。太极拳运动中有意识地运用意念调节中枢神经系统兴奋与抑制过程的相互转换，可提高植物神经系统功能，促使人体处于全面、协调的运转状态，从而达到保健的目的。

第六节 对免疫系统的影响

免疫系统是机体维持正常免疫功能、进行免疫应答的重要系统，主要由固有免疫系统和适应性免疫系统两大部分组成。免疫有三大基本功能：①免疫防御：抵御病原微生物的入侵及清除已入侵的病原体及其他有害的生物和分子；②免疫监视：监视并及时清除突变细胞；③免疫稳定：通过识别自我、区分"异己"或"有害"成分，自我调节，维持自身稳定。免疫系统通过以上功能，并与机体其他系统相互协调，共同维持机体内环境稳定和生理机能平衡。

中医免疫的核心是强调人体自身的阴阳平衡。这种内在的和谐能动是个体组织修复能力强、生命活力充沛的最充实的体现，也是中医免疫立论的基本出发点。只有人体健康才能最有效地抗击各种致病因素的骚扰和侵害，而这就是中医学中所表述的"正气"的概念。正气就是人体对各种外来致病因素的自我防卫能力，《黄帝内经》中有精辟的论述，即"正气存内，邪不可干"。病邪之所以能轻易地侵害人体，干扰人体正常生命活动，破坏人体阴阳平衡，正气虚衰是主要的内在条件。疾病的生成与否从根本上取决于人体正气和病邪矛盾斗争的结果，而人体正气的盛衰又直接决定着疾病的发生、发展与转归。

一、适度运动提高机体免疫力

适度的养生运动可以提高人体的免疫力。随着近几年运动免疫学研究的不断深入，易筋经、太极拳的运动养生方法对免疫功能的影响逐渐受到人们的关注和重视。研究发现，长期坚持易筋经、太极拳的练习，能够有效提高身体整体素质，达到强壮筋肉、提高整体免疫力的效果。在对大学生进行6个月易筋经锻炼前后观察发现，锻炼6个月后被研究人群的免疫力明显提高。张勉等通过对太极拳晨练的老年人进行观察发现，经常打太极拳可以有效地提高淋巴细胞的功能，增进老年人机体免疫力，并对老年人的心理健康起积极的作用。

二、过度运动降低机体免疫力

众多研究指出，如果运动过度反而会导致免疫力降低，两者呈负相关，即运动锻炼量越大，免疫功能的降低越明显。有研究表明，超过90分钟的高强度耐力训练后的72小时内免疫力会有所下降，并维持在一个比较低的水平。长时间剧烈运动导致免疫力降低最关键的激素就是皮质醇，它能提高血压和胆固醇的水平，抑制免疫系统功能。

因此，在进行养生运动时应当注意不可过度，适度的中强度和小强度运动锻炼才可以达到增强体质的目的。太极拳、五禽戏、易筋经等是符合现代研究要求的低中强度运动，长期坚持练习之对提高机体免疫力大有裨益。

第三章
运动养生与康复

随着人们物质文化生活水平的日益提高以及业余生活的极大丰富，伴随着生产力水平的快速提高及生活自动化的发展，人们的健康意识越来越强烈，对健康的关注也日益迫切，运动养生逐渐成为维护健康最经济、最便利、最实用的方式。将运动养生和中医康复结合起来达到养康一体不仅可以达到保养身体、延长寿命的目的，还有助于恢复导致生活障碍的生理机能，体现了防治结合、治养结合的整体观念。

第一节　中医养生康复学的概念与源流

一、中医养生康复学的概念

中医养生康复学的概念内涵丰富，它包括中医养生学和中医康复学两大学科概念，两者既有区别又有联系。中医养生学与中医康复学均是以中医理论为指导，探索人类生命活动规律，以维护人类身体健康为目的的学科。

中医养生学是在中医理论指导下，研究人类衰老机制和养生理论，对人体进行科学调养，实现人类强健体质、预防疾病、保持生命健康活力的一门学科。它适用于健康人群以及处于亚健康状态的人群，属于第一医学范畴，但不能简单地等同于预防医学。其研究领域除了预防疾病以外，还包含了延缓衰老、增强智力、调节情绪、美容养颜、提高性生活质量、促进人类与自然及社会的协调能力等，内容更广，技术更多。

中医康复学是在中医学理论指导下，研究康复医学基本理论、方法及其应用，采用科学的康复手段，实现康复疾病、改善精神情绪、恢复全身功能的一门学科。它适用于伤残、病残、老年病症、慢性疾病、精神障碍及手术后患者等，属于第三医学范畴。其能最大限度地使患者机体生理功能上的缺陷得以改善或恢复正常，帮助他们恢复生活和劳动能力，同健康人一样享受幸福生活。

二、中医养生康复学的源流发展

中医养生康复学源远流长，经历代医家的不断实践、补充和完善，逐渐发展成为一门具有丰富内容的学科。中医养生康复学的发展，大致经历了如下几个阶段。

（一）商周时期

早在原始社会，人们在生活劳动实践中便产生了对人体生命的认识，随之开始了养生与康复知识的积累。人类在觅食过程中，发现了某些可增强体力、减少疾病的食物，便逐渐催生了食物养生的萌芽，故有"药食同源"之说。在殷商时代的甲骨文中，就已经有一些养生保健以及康复知识的记载，例如，"沐""浴""寇帚"（大扫除）等字，说明当时的人们已经开始注重身体的保养。在社会人群当中，还有"疾小臣"这种专门管理治疗疾病的职业，以保障人们的身体健康。《山海经》中也记载了某些疾病的康复治疗措施以及有关养生保健的内容，如"有草焉，其状如韭而青华，其名曰祝余，食之不饥""爰有嘉果，其实如桃……食之不劳""其中有䱔鱼……食之无疫疾"。此外，据《周礼》载，当时的医政制度还设置了"食医中士"，专门负责王公贵族的饮食保健。由此说明，早在上古时期我们的祖先就已经积累了大量的养生与康复知识。

（二）先秦时期

这一时期，由于生产力的发展，经济、科学、文化事业也得到相应的发展，养生康复的思想也应运而生。《管子》强调"精"对人体生命活动有重要意义，主张存精以养生，提出"精存自生，其外安荣，内脏以为泉源"，指出了存精养生的具体方法，并强调了饮食起居、精神调养对人体生命的养护作用。先秦诸子百家提出的养生思想，极大地丰富了中医养生康复学的内容，为养生康复学理论的形成和发展奠定了坚实的基础。

《黄帝内经》对人体生、长、壮、老、已的生命规律作了科学的概括，认为"人以天地之气生，四时之法成"，提出了著名的"春夏养阳，秋冬养阴"的四时顺养原则，如调情志、慎起居、适寒温等，创立经络学说，为针灸、按摩导引养生的发展奠定了基础。此外，《黄帝内经》中还记载了一些康复原则与多种老年病、慢性病的康复医疗方法，如《素问·异法方宜论篇》中的"其病挛痹，其治宜微针……病多痿厥寒热，其治宜导引按跷"。这些原则和方法至今仍在指导养生康复的临床实践。

（三）汉晋六朝时期

这一时期出现了不少承前启后的著名医家和养生家，医圣张仲景不仅创制了六经辨证体系，奠定了辨证论治的基础，他还在养生康复方面取得了杰出的成就，提出了合和五位、顺天辟邪、清净调神等养生康复原则，对于病后康复护理，强调饮食调理防止"食复"，力倡导引按摩、动形以防病治病或促进身体康复。

东汉末年著名医家华佗在养生与康复中十分重视体育锻炼，根据《庄子》"吐故纳新、熊经鸟伸"之法，在继承古代导引、行气吐纳等功法的基础上，编创了动形养生的五禽戏，既能防病健身，又能促使患者身心康复。

南朝陶弘景在总结梁代以前各类书籍中养生法的基础上，编撰了《养性延命录》，专列"服气疗病篇"和"导引按摩篇"，认为气功导引按摩不仅是很好的养生手段，而且也是康复医疗的常用方法。

（四）隋唐时期

随着中医学的发展，到了隋唐时期，养生康复也在实践中有了长足的进步。隋代巢元方《诸病源候论》把1700多条疾病证论分成67门叙述，并辑录了养生导引方法289条，除去重复的76条，共计213种导引功法，用来针对治疗110种病候。其中不同的疾病选用不同的功法，一种疾病亦可采用多种功法，这充分体现了中医养生康复学辨证施养的特点。

唐代医学家孙思邈对养生学的贡献颇为卓著，其在著作《备急千金要方》和《摄养枕中方》中有大量的养生论述。孙思邈在养生康复学的思想可以归纳为以下几个方面：其一是继承和发展了《黄帝内经》中"治未病"的思想，提出"养性"之说。他在《备急千金要方·养性》养性序中写道："善养性者，则治未病之病。"强调通过养性、治未病而达到祛病延年的目的。其二是重视食疗。孙思邈在《备急千金要方·食治》中列食养、食疗食物154种，并分别论述其性味功能、适用范围、服食禁忌等，这为后世饮食营养学奠定了基础。其三是强调房中补益的重要。他在《备急千金要方·养性》下设有讨论房中补益的专篇，认为性生活应顺应自然。其四是重要视导引吐纳之术。其在著作中对导引、吐纳、调息等有较深刻的论述。

（五）宋金元时期

宋金元时期，中医学进入又一个新的发展时期，中医界出现了流派争鸣的局面。学术争鸣既活跃了学术氛围，又促进了医药学的进步，同时还丰富了养生康复学的内容。宋代官方编著的《圣济总录》与《太平圣惠方》两部医学巨著，工程浩大，集各种疾病的理法方药于一体，且均有关于康复医疗的内容。《圣济总录》中辑录了许多气功修炼的内容，诸如神仙导引、神仙服气、神仙炼丹、服气辟谷、服饵药膳等，尽管有的内容带有迷信色彩，但某些养生康复的方法和手段值得借鉴，如治虚劳、治脾胃弱、治产后诸症综合运用了中药、针灸、按摩、导引等康复方法。

金元四大家不仅是临床家、理论家，也是养生家，他们精于养生，重视康复，将临床医疗的观点和理念融入到养生、康复实践中，对于养生、康复学理论的创新与发展起了很大的作用。宋金元时期的医家与养生家，善于总结前人经验，勇于提出新见解，产生了不同的医学流派，形成了理论联系实际、各抒己见的学术争鸣风气，体现了以医学促养生学、以养生学补充医学的特色，使中医养生康复学在理论与实践上都有了重大的创新与突破。

（六）明清时期

时至明清，中医养生和康复医疗都有了很大的发展，特别是养生的专著大量涌现，据统计，约有60余种。明代张介宾在重视"命门真火"的医疗思想指导下，提出"阳强则寿，阳衰则夭"的观点，重用温补真元的方法来养生防病治病。高濂的《遵生八笺》从气功角度提出了养心坐功法、养肝坐功法、养脾坐功法、养肺坐功法、养肾坐功法等，丰富了调养五脏说。

至于养生保健的专书，则有冷谦的《修龄要旨》，其中详细论述了四时起居调摄、四季却病、延年益寿、八段锦导引法等，其以歌诀形式介绍，易于传诵实施。万密斋的《养生四要》提出"寡欲、慎动、法时、却疾"养生原则，对于违反此原则而产生的疾病，列有药物治疗方法。

康复医疗至明代，除内外妇儿科外，还涉及眼科、口腔科等，且康复医疗的手段亦日趋增多，如薛己的《口齿类要》中记载关于口腔护理的内容，傅仁宇的《审视瑶函》中有"动功六字诀"等，沈金鳌在《杂病源流犀烛》卷首列有"运动规法"，认为每种疾病在病后皆可用导引运动之法。在道光年间日本人丹波元坚编撰的《杂病广要》中列有"调摄法"一节，其中"调理""善后"等论述都属于康复医疗的范畴。

（七）近代及现代时期

自1840年鸦片战争至中华人民共和国成立之前，由于社会的动荡不安，中医学等传统文化屡遭摧残，养生康复学更是岌岌可危。直到中华人民共和国成立后，中医药才重获新生，养生康复学也开始随之复苏。特别是自20世纪80年代以来，大批古代养生书籍整理出版，现代医家的养生专著也不断问世，尤其是1987年中华人民共和国国家教育委员会决定在中医院校开设中医养生康复专业，并把《中医养生学》和《中医康复学》列为中医高等院校的课程。自此以后，全国中医院校先后开设了中医养生文化研究生课程，博士、硕士学位论文中以养生康复作为专题研究的也不断增多，各级科研课题中养生康复研究立项比重也在逐年增大。

进入21世纪以来，随着科技的进步、社会经济的不断发展和人民生活水平的提高，中医养生康复学更加受到重视。国际社会"回归自然"的趋势不断加强，各国对天然药物、食物的研究日趋活跃，为中医养生康复学的发展创造了新的契机。中医养生康复学在理论研究上将不断创新突破，在实践运用上将向"生物心理社会医学模式"演进，普及于民众、服务于社会，在人才培养上将以多层次、多渠道、多形式的方法，向社会输送人才，构建养生康复体系。

第二节 运动养生康复的原则与作用

一、运动养生康复的作用

运动养生康复是一种通过多种形式的形体运动，内养精气神，外炼筋骨皮，从而达到增强身体素质、促进身心康复、延年益寿的康复方法。其康复作用主要表现为以下几个方面。

（一）调摄情志活动

由于疾病的影响，处于康复期的患者极易产生一定的消极情绪，如精神抑郁、悲观失望或急躁易怒等，这些消极情绪又会反过来进一步造成机体脏腑的气血功能失调，有碍人体的康复。此时患者积极主动地参加相应的体育锻炼，既可以"移情易性"，条达气机，疏肝愉心，减少不良情绪的刺激，又可以增强患者康复的信心，坚定与病残斗争的信念。从这一意义上说，运动疗法是情志康复的一项有效措施。

（二）恢复肢体功能

伤筋、骨折、偏瘫、痿证、痹证、截瘫等疾病均可伴有不同程度的肢体功能障碍，此时应积极采取运动疗法，加强患肢或全身的运动锻炼，调畅周身经脉，内养脏腑气血，外壮筋骨皮肉，以促进肢体功能的恢复。经常运动也会让肢体变得更加灵活，同时骨质也会更加地坚固。清代医家张隐庵注解《黄帝内经》时指出："导引，谓摇筋骨，动肢节以行气血也……病在肢节，故用此法。"由此可见，自古以来运动疗法就有着消除肢体功能障碍、恢复机体正常功能的作用。

（三）促进代偿能力

在康复医疗中，伤病和残疾的患者在患侧功能恢复无望的前提下，尚可依靠机体的代偿机制，尽量使整个机体恢复协调，维持正常的基本活动，此时则需要有指导的运动疗法，来最大限度地发挥机体的代偿能力。《石室秘录》说："始成偏废，久则不仁之症成也，成则双足自然麻木，乘其尚有可动之机，因而活动之。从来足必动而治，血始活。"指出了利用残存的活动能力，促使双足逐步恢复知觉和活动功能。此外，运动疗法还可以促进气血流通，增强患者体质，提高患者抗御病邪及修复病体的能力，从而促进身心功能的康复。

二、运动养生康复的原则

运动养生康复为达到健身治病的目的，临床需要康复医师根据患者的个人情况来制定相应的"运动处方"。在制定和实施运动康复计划时，必须遵循以下原则。

（一）主动性原则

运动属于自我身心锻炼，需要患者积极主动参与，充分发挥个人的主观能动性才能收到良好的康复效果。能否获得康复效果与患者个人的意志和毅力有着很大的关系，所以运动养生康复的效果往往因人而异。主动性原则，一方面需要患者树立坚定的信心，以顽强的毅力坚持锻炼，与伤、病、残作斗争；另一方面则需要患者努力学习康复之道，按照客观规律主动调整自己的运动锻炼方式，以达到祛病康复的目的。

（二）渐进性原则

在康复医疗中，应采取先简后繁、先易后难的原则，有步骤、分阶段地执行学习和运动计划，随时检查锻炼的程度和效果，根据实际情况不断调整计划，切不可急于求成，盲目加练。有人将此总结为"三戒"，即戒骄、戒躁、戒馁。

（三）经常性原则

锻炼身体并非一蹴而就的事，要经常且不间断地进行。"流水不腐，户枢不蠹"，这句话一方面说明了"动则不衰"的道理，另一方面也强调了长期运动的重要性。经常性原则要求患者必须"行之有素，持之以恒"，才能逐渐养成长期锻炼的良好习惯，将身体锻炼作为日常生活必不可少的一部分。

（四）整体性原则

人体是一个有机的整体，机体内各脏腑系统活动都是相互联系、相互制约、相互影响并相互促进的，因此，运动锻炼不仅要注意辨证施功的问题，以便有针对性地选择各种功法，还要从整体入手，注重全面锻炼。只有全面改善身体机能状态，才能收到良好的康复效果。

（五）适度性原则

合理调节运动量，使其适度，也是运动康复锻炼中的一项重要原则。运动量太小会达不到锻炼目的，无法起到健身康复的作用；相反，如果运动量太大，在安排时又缺乏必要的节奏，则易超过机体耐受的限度，使身体因运动过度而受损。所谓运动量，是指人体在体育活动中所承受的生理、心理负荷量以及消耗的热量，是由完成练习的运动强度与持续时间以及动作的准确性和运动项目特点等因素来决定的。运动中应定时测算和调整运动量，以保持运动量的适度，提高康复效果，并防止并发症的发生。

（六）针对性原则

运动养生康复必须根据每个人的年龄、身体素质及所患疾病来选择相应的运动方式，要因人而异，区别对待，不可强求一致。为了提高运动的效果，应进行合理的组织和指导，同时还应进行安全教育，严格锻炼纪律，监督锻炼计划，并嘱咐患者认真做好运动前的准备活动和运动后的放松活动，随时观察患者有无异常反应。若有身体不适,如内脏疾病急性发作期,外伤未愈及严重失眠、精力不足者等患者,可暂停体育活动。

第三节　运动养生康复的基本疗法

康复治疗以患者身心障碍的康复为主要目标来选择各种康复医疗手段,其中运动疗法可以改善患者身体的运动功能。运动疗法是指徒手或利用器械以及患者自己的力量,通过某些运动方式(主动或被动运动等)使患者运动,从而获得全身或局部的运动功能或感觉功能等恢复的训练方法。运动疗法主要采用"运动"这一机械性的物理因子对患者进行治疗,注重对躯干、四肢的运动、感觉、平衡等功能进行训练,同时也可以促进神经、内脏等组织或系统功能的恢复。运动疗法包括关节功能训练、肌力训练和耐力训练等方法。

一、关节功能训练

关节在人体运动中起着"轴"的作用,因而关节活动范围的维持和改善是运动功能恢复的前提和基础。当患者关节活动范围下降时,关节功能训练可以帮助改善和恢复关节的运动。关节的正常活动需要关节、关节囊、韧带、肌肉等组织具有很好的弹性,使结缔组织处于一种疏松的网状状态,这就需要每天进行多次全关节活动范围内的正常活动。

(一)关节功能训练的原则

关节活动范围下降的原因很多,关节部位发生病变以及损伤、长期卧床或长时间维持同一体位静止不动、皮肤瘢痕痉挛、肌肉挛缩、骨性强直以及骨质增生等原因都可以导致关节内外的纤维组织、韧带和关节囊发生病变,阻碍关节的正常运动,使关节痉挛、关节活动范围大大降低。关节活动度障碍,尤其是因关节内外软组织挛缩或瘢痕粘连引起的活动度障碍,往往要依靠反复的关节活动度训练来使关节周围挛缩的软组织得以展开,恢复软组织的弹性,因此在发现关节活动范围下降后应当尽早进行医治,早期训练可以恢复关节活动度,是可逆的,但如果长期不运动,则这种变化就成为不可逆的现象。

（二）关节功能训练的常用方法

（1）主动运动训练：用于能完成主动运动的患者，主要为各种徒手体操，也可依靠一些器械进行运动。如采用肩肘关节活动器训练肩肘关节活动范围，用分指板训练手指关节活动范围，用固定自行车、爬山器等训练膝关节活动范围等等。主动运动是依据患者关节活动时受到限制的方向和大小、肌力以及可供运动的器材所设计的，运动内容因人而异，可以简单也可以复杂。患者可以自己练习这些针对性的动作，也可以同患有相同关节活动障碍的患者一起进行集体练习。

（2）主动助力运动训练：用于患肢不能充分完成主动运动的患者，先在辅助下进行助动性关节活动范围的训练，再逐渐变为主动性训练。治疗师在帮助患肢训练的过程中，逐渐减少辅助，鼓励患者用自己的力量进行运动，或用器械给予一定辅助，也可由患者健肢辅助患肢进行训练。训练时应遵循缓慢、逐渐增量的原则。常用的训练方法有器械练习、滑轮练习和悬吊练习。器械练习是利用杠杆原理，让无法正常活动的关节在器械的助力下进行活动。滑轮练习是利用滑轮和绳子，使患侧肢体在健侧肢体的带动和帮助下进行活动。悬吊练习是将患肢通过挂钩、绳子和吊带组合悬吊起来，使患侧肢体在失去重力的前提下做类似钟摆样的主动运动。

（3）被动运动训练：被动性关节活动范围训练按照力量来源的不同分为两类：一类是由经过专业训练的医疗工作者或患者家属对患者进行操作，如关节可动范围内的运动和关节松动技术；另一类是由患者本人在依靠外部力量的情况下完成的，如滑轮练习、关节牵引、持续性被动运动等。在中国传统的推拿手法治疗中，摇法、抖法、扳法等也属于被动运动训练。

（4）关节松动技术：关节运动包括骨运动和关节囊内运动两种。骨运动指因肌肉收缩或外力引起的骨之间的相对运动，关节囊内运动指关节面的转动和滑动。如骨关节结构发生改变，则关节囊内运动会出现故障，继而骨运动也会受到影响。关节松动技术适用于关节术后强直，关节囊内及周围软组织粘连、挛缩，关节的循环障碍等等。

（三）注意事项

（1）每个关节的功能训练都应在各个轴面上进行，并在最大角度的位置上坚持4~5秒。每个轴面至少练习10~20次，每天进行3~4次。循序渐进，反复多次。

（2）动作应轻柔、和缓。对瘫痪患者要尤为注意，应避免发生骨折或肌肉拉伤等二次损伤。长期卧病在床的患者应勤翻身，定时改变体位，进行适当的关节活动范围训练。

（3）训练应按照由近端到远端、由大关节到小关节的顺序进行。

（4）患者要在安静、轻松、舒适的环境和体位下进行训练；关节急性炎症、肿胀或活动异常时要立刻停止训练。

二、肌力训练

肌力是肌肉收缩时所产生的力量，是肌肉发挥其生理功能的形式。肌力训练是根据超量负荷原理，通过肌肉主动收缩来加强肌肉的力量。肌力训练分为等张性训练、等长性训练和等速性训练。等张性训练是肌肉在收缩做功时，通过关节可动范围抵抗恒定的阻力或负荷而进行的，如利用哑铃等产生关节运动的负重训练。等长性训练是指对抗一定负荷的肌肉静态收缩，不产生关节活动，常应用于关节疼痛和关节不能活动的情况下的肌力训练，且训练中每次收缩应持续若干秒。等长性训练主要是手法施加阻力，阻力的大小以收缩肌肉抗衡而不产生关节活动为准。等速训练又称等动训练，需在等速训练设备上进行。它的主要特点是由专用仪器使肌肉自始至终在适宜的速度下进行训练，并使运动中的每一点的肌收缩达到最大，从而得到更有效的锻炼。

（一）肌力训练的原则

进行肌力训练时应当根据肌力测试的结果来选择不同的方法。

（1）被动运动：用于0级肌力的患者。训练目的是为了强化患者对运动的感觉，所以动作要慢，要求患者的意识集中于运动。

（2）助动运动：用于1级及2级肌力的患者。注重训练肌力、感受肌肉收缩，要求患者及治疗师的体位、肢位要准确，避免其他肌肉的代偿运动。

（3）主动运动：用于3级肌力的患者。患者依靠自己的力量进行运动，治疗师给予适当的指示和必要的监督，重点在于练习肌力。

（4）抗阻练习：用于4级及5级肌力的患者，多用沙袋、哑铃或弹簧、橡皮条给予一定负荷，或由治疗师或患者本人施加抵抗，使患者肌肉主动收缩，抵抗负荷，以增强肌力。

（二）肌力训练的常用方法

（1）渐进抗阻训练：是一种逐渐增加阻力直到最大等张抵抗的训练方法。

这种训练对于提高肌力和耐力均有效。训练时用滑轮、重锤等施加阻力，先测出某一肌群的连续10次等张收缩所能承受的最大负荷量，以其为训练强度的参考基数，每天训练分3组进行，每组中间间隔约1分钟。第1组运动强度取最大负荷量的50%，重复练习10次；第2组运动强度取最大负荷量的75%，重复练习10次；第3组运动强度取最大负荷量的100%，重复练习10次。其中前两组可以作为第3组的准备活动，上述训练1周后复查重复肌群的连续10次等张收缩所能承受的最大负荷量，作为下周训练的参考基数。全疗程为5～10周。

（2）等长抗阻训练：给肢体以最大阻力，使承受抵抗的肌群以等长收缩形式进行训练（即肌肉收缩对抗负荷，但不改变长度，也不产生关节活动），每次坚持5～10秒，重复20次，每次间隔20秒。这种训练是短期内最高效的获得肌力增强效果的办法。

（3）短暂最大负荷训练：抗阻力等张收缩后维持最大等长收缩5～10秒，然后放松，重复5次，每次增加负荷0.5kg。每天可稍增加负荷量，使所获肌力保持较长时间。

（三）注意事项

因为人体每个关节的各种运动都是由一组以上肌群协调合作完成的，并非只靠单一肌肉收缩完成，所以在进行康复训练时要同时练习一组肌群的肌力，而不能只训练一块肌肉。肌力训练中有以下注意事项。

（1）心血管反应：在进行等长抗阻训练时，尤其是当抵抗的阻力过大时，会产生明显的升压反应，在进行等长训练时会伴有闭气，常常会引发Valsalva效应，会使心血管增加额外的负荷量。因此，在进行等长抗阻训练时患有高血压、冠心病或其他心血管疾病的患者要注意不要过分发力或闭气。

（2）选用恰当的训练方法：训练方法的正确选择与否往往决定了肌力训练效果的好坏。在训练之前，要先对训练部位的关节活动范围和肌力是否受限及受限程度进行评定，然后再按照肌力等级选择训练方法。

（3）阻力施加及调整：阻力通常施加在需要增强肌力的肌肉远端部位，一般利用杠杆原理，这样可以依靠较弱的力量产生较强的力量。例如，在增加三角肌前部肌纤维的力量时，阻力应当施加在肱骨远端，但在肌力尚弱时，也可施加在靠近肌肉附着的近端。阻力施加的方向要与关节在肌肉收缩带动下发生运动的方向相反。每次施加的阻力是恒定的，而不是上下波动的。

（4）运动要适量：肌力训练注意一定要量力而行，每次的最佳运动量以训练后的第2天全身没有疲劳感和疼痛感为度。具体的训练方法要根据患者的身体状况（如素质、体力以及关节活动、肌力强弱）进行个体化选择。每天训练1～2次，每次训练约半小时，可以分组练习，每组之间间隔1～2分钟。

三、耐力训练

耐力是指肌肉持续完成某种收缩运动的能力。耐力训练是指全身大肌群重复完成并达到中等运动量的周期性运动训练。耐力训练不仅对负重肌群，而且对内脏各系统也有较好的增强耐受力效果。

（一）耐力训练的原则

（1）中等负荷量、多次重复，并与肌力增强训练同时进行。耐力训练的强度为最大耗氧量的50%左右（为中等强度），此时体内能量代谢形式主要以有氧代谢进行，故又称为有氧训练法。

（2）每次训练可采用持续或间歇的方式进行。持续方式适用于体质比较好的人，优点是改善心血管功能见效快。间歇方式为运动和休息交替进行，适用于中老年人或术后卧床患者。对于体质虚弱或心肺功能缺陷的患者可采取低强度长时间的训练方法。

（3）每周训练4次左右，训练的频率可以根据运动强度和每次运动持续的时间而确定。注意间隔时间过久会使运动蓄积作用减弱。

（4）每次训练要分准备、训练和整理三个步骤。每次运动前准备5～10分钟，可以避免突然的大强度运动而导致内脏器官不适应、软组织及关节的损伤。整理是训练恢复到安静状态的阶段，每次5～10分钟。因为运动状态中血液多集中在四肢，如果突然停止运动，回心血量减少，易导致心脑暂时性缺血，甚至出现心脏骤停死亡，所以整理部分是不可缺少的。

（二）耐力训练的常用方法

耐力训练的项目有行走、健身跑、游泳、划船、骑车、爬楼梯等。耐力训练以肢体的周期性运动为主，对于改善心肺功能和改善糖与脂肪代谢功能有比较明显的影响，既可健身，又可防治疾病。常用的耐力训练有以下两种方式。

（1）行走：简单易行且效果明显，运动强度低，方便患者自行调节强度，多用于手术后患者的康复及心、肺疾患和代谢障碍疾患的防治。行走分为慢速（每分钟70步左右）、中速（每分钟90步左右）和快速（每分钟超过100步）3种。行走时宜将患者分为3组，第1组是可参加各种距离和速度行走的患者，第2组是可参加不致疲劳的行走但不可登高（坡地行走）的患者，第3组是只能进行短距离、慢速行走的患者。

（2）健身跑：运动强度为中等，大于行走。跑步时有大量肌群参加运动，是改善心肺功能最好的锻炼方法。可慢间歇跑（慢跑与行走交替，或慢跑与快跑交替）或重复跑（跑后有较长时间休息，心肺功能恢复后再跑）。跑步中应穿着合适的运动鞋或球鞋，在平坦路面跑步，跑步与呼吸配合（如两步一吸，两步一呼），防止发生运动创伤（跑前做准备活动，将肌腱、韧带活动开以后再正式开始）。

（三）注意事项

在医务人员的指导下，因人因病制定相宜的运动处方，循序渐进，重在坚持。注意观察反应，及时调整运动量。

（1）耐力训练不宜在饭前或饭后半小时内进行，可以适当补充水分，否则会加重肠胃的负担，造成身体不适。训练前要求高糖低脂均衡饮食，多选择体积小、易于消化的食物，避免吃一些不易消化的粗粮。另外，耐力训练除了每日必须摄入的饮食外，还需适当增加蛋白质、脂肪、碳水化合物、维生素和矿物质的摄入量。禁止不吃早餐就进行耐力训练，这样会引起低血糖，对机体造成伤害。

（2）耐力训练前最好进行半个小时的准备活动，活动的强度不宜过大，主要以比较轻松的游戏及全身运动为主。准备活动的目的主要是为了提高机体基础代谢水平，使肌肉温度达到一种平稳的状态，加快皮肤的血流量，提高脏腑功能的稳定性以及植物神经功能的兴奋性，以克服内脏器官的生理惰性。

（3）耐力训练目前主要以慢长跑为主，慢长跑为有氧运动，能够促进心脏容积的增大，从而提高每搏输出量。跑步的动作要求头和肩稳定，抬肘摆臂时手臂的摆幅要小，不超过身体中心线，高度一般不超过肩，大腿前摆要正，身体保持直立，腾空要低，重心起伏宜小，脚着地时需脚掌先着地，且多采用滚动着地法，平稳跑进。

（4）耐力训练中正确的呼吸方式是非常重要的。练习者在训练中应培养以加深呼吸强度、深度为主要方式的供氧能力。例如在中长跑时，如果呼吸过浅，训练者为了满足需氧量，就要加快呼吸频率，这样就会造成呼吸肌的过早疲劳；反之，也不能呼吸过深，因为这样会让胸腔和腹部的肌肉同时参与到呼吸肌的工作中去，这样在慢跑过程中就会过早感到疲惫。适宜的呼吸深度大约为个人肺活量的三分之一，只要保证呼吸肌的正常工作即可，训练时需用鼻子吸气，用半张的嘴和鼻子同时呼气以达到必要的通气量。同时，还需要注意运动中呼吸节奏与运动节奏配合的一致性。通常可用以下几种呼吸节奏：两步一吸气、两步一呼气；一步半一吸气、一步半一呼气；两步一吸气、一步一呼气或一步一吸气、一步一呼气。

第四章
传统运动养生方法

传统运动养生方法是运用传统的导引、吐纳、太极等体育运动方式进行锻炼，通过活动筋骨关节、调节气息、宁心安神来疏通经络、行气活血、调理脏腑，达到增强体质、益寿延年的目的，又称为传统健身术。传统运动养生具有医疗和运动的双重属性，通过加强人体内部运动，调整人体脏腑机能，强化精、气、神的修养，通过姿势、呼吸、意念的锻炼与相互协调，慢慢调整人体的生理和心理功能。医疗方法是一种被动疗法，通过依靠药物和医生的技能对患者进行康复治疗，传统运动养生主要是发挥人的主观能动性，通过自身的不断实践，有意识地自我控制生理活动，以增强体质、预防疾病。目前社会上比较流行的传统运动养生方法主要有太极运动如太极拳、太极剑、太极扇等，以及健身气功包括易筋经、五禽戏、六字诀、八段锦、太极养生杖、大舞、马王堆导引术、坐式十二段锦、导引养生功十二法等。

第一节　太极拳

一、概述与源流

太极拳是以具有攻防内涵的中国武术动作为基本内容和运动方法，以弧形、圆形为主要运行路线，以中国古代太极、阴阳哲理解释拳理，有陈、杨、吴、孙、武等式，总体上体现柔和、缓慢、连贯、圆活的运动特点，具有强身健体、医疗康复、观赏娱乐、攻防技击等多种功效的中国拳术。由此可知，太极拳不仅是一项中国民族传统体育项目，也是一项优秀的中国传统体育文化，在竞技体育、全民健身活动以及国际文化交流中发挥着重要作用。

"太极"一词源出《周易·系辞》："易有太极，是生两仪。""太极"有至高、至大、至极、唯一之意，古人把"太极"寓为万物之始或万物衍化的本源。由于太极拳由静止的初始状态运动起来演化出虚实、动静、刚柔、开合、虚实、进退、屈伸等多种矛盾即阴阳，且互为转化，变化无穷，故命名为"太极拳"。

太极拳早期曾被称为"长拳"和"十三势"，清朝乾隆年间，太极拳的名称最早见于山西人王宗岳所著《太极拳论》中。王宗岳在"十三势"篇中曰："长拳者，如长江大海，滔滔不绝也。十三势者，掤、捋、挤、按、采、挒、肘、靠、进、退、顾、盼、定也。掤、捋、挤、按，即坎、离、震、兑，四正方也。采、挒、肘、靠，即乾、坤、艮、巽，四斜角也。此八卦也。进步、退步、左顾、右盼、中定即金、木、水、火、土也。此五行也。合而言之，曰十三势。"之所以谓之"长拳"，是因太极拳由静而动，演练起来始终处于运动之中，动作衔接紧密，劲断意不断，势断意相连，拳势如春蚕吐丝绵绵不断，如长江之水滔滔不绝；而"十三势"则是对太极拳中的基本内容和主要运动方法的全面概括，并运用八卦、五行等古典哲理与太极拳十三势相对应加以阐述。

关于太极拳的起源，据考现传各式太极拳源出自陈式太极拳，陈式太极拳于明末清初逐渐形成，距今已有近四百年的历史，首传人为河南省温县陈家沟陈氏家族第九世陈王廷。经过长期流传，演变出许多流派，特点较显著的有陈、杨、孙、吴、武五大流派（种类），其运动特点各有特色。总得来说，太极拳的来源综合吸收了明代各家拳法，特别是戚继光的三十二势长拳，并结合古代导引、吐纳之术以及中医经络学说和阴阳学说，并以此解释拳理、指导其运动实践，使太极拳蕴含着丰富的中国传统文化和传统哲学思想。

陈式太极拳由著名拳师陈王廷创始于明末清初，陈氏太极拳的特点是隐柔显刚，刚柔相济，动作螺旋缠绕，手法多变，忽隐忽现，快慢相间，呼吸丹田内转，架势宽大低沉，并有发劲、跳跃、震足等动作。

杨式太极拳是由河北永年人杨露禅从学于河南温县陈家沟陈长兴，与其子杨健侯、其孙杨澄甫等人在陈式老架太极拳的基础上创编发展的，杨式太极拳的动作特点是舒展大方，动作和顺，轻灵沉着，中正圆满，速度均匀，绵绵不断，浑厚端庄。

孙式太极拳由河北完县人孙禄堂创编，孙式太极拳的运动特点是动作进退相随，敏捷自然，动作方向转变时多以开合相接，故又被称为"开合活步太极拳"。

武式太极拳是由清末河北永年人武禹襄在陈氏太极拳基础上经过修改进而创编的，武式太极拳动作特点是简洁紧凑，架势虽小而不局促，动作舒缓平稳，出手不超过足尖，收时不紧贴于身，左右手各管半个身体，胸部、腹部的进退旋转始终保持中正。

吴式太极拳是由河北大兴人吴鉴泉在杨式小架太极拳的基础上逐步修订和不断改进修润而形成的，吴式太极拳的运动特点是松静自然，连续不断，拳架虽然小巧，但具有大架功底，在紧凑中自具舒展，不显拘束。

二十四式太极拳也叫简化太极拳，是原国家体育运动委员会（现为国家体育总局）于1956年组织太极拳专家汲取杨氏太极拳之精华编串而成的，尽管它仅包括24个动作，但相比传统的太极拳套路来讲，其内容更显精练，动作更显规范，并且也能充分体现太极拳的运动特点。

二、二十四式太极拳的动作要领

1-起势	①左脚开步	②两臂前举	③屈膝按掌	
2-左右野马分鬃	①丁步抱球 ⑤弓步分掌	②弓步分掌 ⑥后坐翘脚	③后坐翘脚 ⑦丁步抱球	④丁步抱球 ⑧弓步分掌
3-白鹤亮翅	①跟步抱球	②转身后坐	③虚步亮掌	
4-左右搂膝拗步	①丁步托掌 ⑤弓步搂推	②弓步搂推 ⑥后坐翘脚	③后坐翘脚 ⑦丁步托掌	④丁步托掌 ⑧弓步搂推
5-手挥琵琶	①跟步后坐	②虚步挑掌		
6-左右倒卷肱	①提脚托掌 ⑤提脚托掌	②退步推掌 ⑥退步推掌	③提脚托掌 ⑦提脚托掌	④退步推掌 ⑧退步推掌
7-左揽雀尾	①丁步抱球 ⑤后坐收掌	②弓步分掌 ⑥弓步按掌	③后坐下捋	④弓步前挤
8-右揽雀尾	①转体展臂 ⑤弓步前挤	②丁步抱球 ⑥后坐收掌	③弓步分掌 ⑦弓步按掌	④后坐下捋

9-单鞭	①扣脚云手	②丁步勾手	③弓步推掌	
10-云手	①扣脚云手	②收脚云手	③开步云手	④收脚云手
	⑤开步云手	⑥收脚云手		
11-单鞭	①扣脚云手	②丁步勾手	③弓步推掌	
12-高探马	①跟步翻掌	②虚步探掌		
13-右蹬脚	①收脚穿掌	②弓步分掌	③提膝抱掌	④蹬脚分掌
14-双峰贯耳	①收脚落手	②上步收拳	③弓步贯拳	
15-转身左蹬脚	①转身分掌	②提膝抱掌	③蹬腿分掌	
16-左下势独立	①收脚勾手	②仆步穿掌	③提膝挑掌	
17-右下势独立	①落脚收掌	②仆步穿掌	③提膝挑掌	
18-左右穿梭	①丁步抱球	②弓步架推	③后坐翘脚	④丁步抱球
	⑤弓步架推			
19-海底针	①后坐提手	②虚步插掌		
20-闪通臂	①后坐提手	②上步翻掌	③弓步架推	
21-转身搬拦捶	①转体握拳	②踩脚搬拳	③上步拦掌	④弓步冲拳
22-如封似闭	①后坐收掌	②弓步按掌		
23-十字手	①转体摆掌	②收脚抱掌		
24-收势	①分掌下按	②并步还原		

三、太极拳的运动特点

1-虚领顶劲

"虚领顶劲"是对练习者头部的动作要求，指练习太极拳时要求头向上顶，"百会穴"处向上轻轻顶起。做到此点，头部要做到头正、顶平、项直、颏收。顶劲不可太过，也不可不及，要虚虚领起。过分上顶，紧收下颏，会导致颈项僵硬，动作失去灵活，只有做到"虚领顶劲"，精神才会振奋，动作才能沉稳、扎实。

2-含胸拔背

"含胸"是指胸部中正自然，不凹不凸，两肩骨节微向前提，随着动作的变化，胸肌做左右弧形下沉。"拔背"是指在胸廓向内虚含时肩背部肌肉向下松沉，第七颈椎与第一胸椎处鼓起上提并略向后上方拉起。但注意"含胸"和"拔背"是连在一起的，避免单纯地往后拉。含胸拔背的目的，就是使背部有一个向外的圆形，可将太极拳手臂的松沉劲体现出来，同时手臂的外部和背部合起来有一个向外撑的圈，这也就是太极拳的撑劲。

3-松腰敛臀

"松腰"是指腰部松沉，让腰椎上的肌肉群放松，使坐身或蹲的姿势更加稳健，这对动作的进退和旋转，以及躯干带动四肢的运动起到主导作用。"敛臀"是指在放松腰臀部肌肉的同时，使臀肌慢慢向外方舒展，然后轻轻向内前方收敛，这样可与虚领顶劲、含胸拔背协同配合，使气下沉，以达实腹，敛臀的主要作用是在气沉丹田的要求下使腹部充实团聚。

4-圆裆松胯

"裆"即会阴部位，裆部要求"圆裆"，做法是下肢在做各种步型时裆部要成圆弧形，既不能收挟，又不能有意张开，收之则紧，张之则散。要使裆部开张适度，成适当撑圆状态。另外，会阴穴与头部"虚领顶劲"中的百会穴上下相应，以保持身法端正、气贯上下。

5-沉肩坠肘

"沉肩坠肘"是练习太极拳对肩部和肘部的要求，沉肩首须放松两肩关节，不使其耸起，进而舒展肩部肌肉和韧带，使两肩向下沉坠，同时微微向前合抱；坠肘是肘尖常有下垂之意，除肘部须高于和平于肩部的动作外，肘尖都应垂朝下方。

6 - 舒指坐腕

"舒指坐腕"是太极拳对手掌动作的要求。"舒指"是指掌指自然伸展，"坐腕"是指将腕关节向手背、虎口方向自然屈起。凡是收掌的动作，手掌要微微含蓄，但又不可软化、漂浮；当完成各种掌法时要做到"舒指"。以推掌为例，"舒指"和"坐腕"兼而有之。在没有前伸时，掌心微呈窝形，蓄而不张，这时为虚掌，在前伸过程中，逐渐舒展，由虚到实，到达推掌的终点时，掌指伸张开来，掌腕自然屈起而下坐，掌根微微用力向前凸出，使由腰脊发力通过沉肩、坠肘、舒指、坐腕、凸掌而贯穿到掌指，这时为实掌，这是掌由虚到实的变化过程，也是与整体动作的虚实变化相结合的过程。通过舒指和坐腕，将周身之劲力通过"其根在脚，发于腿，主宰于腰，形于手指"达到完整一气。

7 - 尾闾中正

"尾闾中正"是指运动中须始终保持尾闾与第七颈椎成一直线，使身体处于中正状态，避免身躯歪斜、动作歪扭、失却重心。下盘重心偏斜，使下盘的劲力与躯干的劲力间断，上下劲力不整，下盘也就不能稳固。所以，尾闾中正是关系到身躯、动作姿态能否做到"中正安舒、支撑八面"的关键。尾闾中正必须和以上讲的几点统一起来，才能使上、下肢以及躯干的内在劲力达到完整的地步。

8 - 内宜鼓荡，外示安逸

"鼓荡"是对内在精神的要求，指精神振奋，精神饱满，精神专注。神宜内敛，不流于形色，给人一种安然自逸的感觉。

9 - 气沉丹田

"气沉丹田"是对腹部的要求，是在宽胸实腹、意注丹田的态势下，用意识引导呼吸，将气徐徐深送至脐下。太极拳要求呼吸深、长、细、匀，通顺自然，"实腹"与"宽胸"紧密相连才能做到。初学时只要求呼吸自然，动作熟练以后，可以根据个人锻炼需要，有意识地引导呼吸，使动作与呼吸配合顺畅，逐渐过渡到"拳势呼吸"。这样，既合乎生理的要求，也使动作做得更加协调、圆活、轻灵、沉稳。

10-运劲如抽丝，迈步如猫行

太极拳动作在进退转换中，发劲的根源和周身的稳定主要在于腿部，因此在练习时，要特别注意重心的调整以及脚着力的位置和腿弯曲的角度。腿部活动时，要求"运劲如抽丝，迈步如猫行"。步法要求轻灵、稳健，两腿弯曲，轮换支撑身体。其间要注意分清虚实，除个别动作外，应避免重心同时落在两腿上。做到此点首先要求胯和膝关节放松，这样可以保持进退灵便。

四、太极拳的健身功效

长期实践证明太极拳是一项有效的健身养生和预防疾病的方法，练习太极拳不仅能够增强体质，还能辅助治疗循环系统和呼吸系统等疾病。下面具体介绍太极拳对人体不同系统的影响。

1-对神经系统的调节作用

太极拳运动中，需要"心静"，要使大脑完全安静下来，避免外界环境的干扰，使大脑皮质进入保护性抑制状态。同时练拳时要强调"用意"，以意导体，将注意力集中在动作上，这对大脑活动具有良好的训练作用。此外通过太极拳的练习可增进左右脑功能的平稳和协调，对于开发大脑潜力、提高人的智力有良好作用。

2-对关节肌肉的保健作用

太极拳运动中，动中有静，静中有动，且每个动作都是弧线运动，这对全身各个肌肉群和肌肉纤维都有加强作用，使之柔韧而有弹性。运动时关节囊和关节韧带在肌肉的牵拉过程中获得良好的锻炼，可以增强关节的稳固性、柔韧性和灵活性，特别对老年人来说，对防止老化起到积极作用。同时从中医的角度讲，太极拳练习对刺激穴位、畅通经络都起到积极作用。

3-对呼吸系统的调节作用

太极拳运动中，注意重意不重力，在练习上以养气为主，要求习练者呼吸自然、深长、匀缓。练习中用动作去影响呼吸，进行调息，通过有节奏的呼吸来增强膈肌和胸腹的运动，加大肺部气体的交换容量，从而增强呼吸机能，提高肺活量并增强吐故纳新的能力。太极拳中有很多动作要求练习时要"气沉丹田"，试着用深长的腹式呼吸，使胸部宽静，腹部充实，可提高呼吸的持久性，改善肺的通气功能，这对肝、脾、胃起到了调节作用，促进了腹腔内的血液循环和胃肠消化。

4 - 对心血管系统的影响

太极拳动作要求轻松自然、绵绵不断，有助于改善微循环，促进毛细血管内外物质的交换，增加组织细胞的氧含量，减少肌肉内乳酸的堆积，使身体放松。同时，太极拳运动能促进高密度脂蛋白的合成，中和并清理低密度脂蛋白，以维护血管壁的弹性和管腔的畅通。此外，太极拳动作的练习可以促进骨骼肌、胸腔和腹腔的周期性收缩和舒张，促进静脉回血，及时补充营养，排出糟粕。实践和理论都证实太极拳是一种强度适中、动静平衡的有氧运动，能够加快体内脂肪、糖和蛋白质的分解，改善脂质代谢，预防心血管疾病。

可以看出，太极拳是一项很好的健身运动和有效的医疗康复手段。

五、练习太极拳的注意事项

1 - 集中意识，引导动作

我们身体所做的任何动作，包括体育锻炼的动作在内，都是通过意识支配的。我们练习太极拳的过程，就是意识指导动作的过程。比如做"收脚抱球"动作，左手和右手分别做反向的弧线再抱球于胸前，掌心相对，首先要有两个手臂一左一右分开，随后再慢慢收回成抱球状，同时将左脚（右脚）慢慢收回成丁步，同时呼吸配合动作，手臂打开时吸气，合手抱球时呼气，有意识地将动作和呼吸结合起来，完成整个动作。"神为主帅，身为驱使"，练习太极拳从起势到收势，所有动作都要注意用意识去支配。为达此目的，必须注意做到：首先，从预备式开始，就要让大脑完全安静下来，排除其他杂念，按照动作要求调整自己的姿态，包括头部挺直、上肢放松、呼吸通畅等，这也是练拳前的重要准备，待身体和意识都进入状态后，应将这种安静的状态贯彻到练拳的始终。太极拳要求"运动如抽丝，迈步如猫行"，在各种情况下，心境都要保持安静平和，集中注意力，从而达到"以静御动、虽动犹静"的境地。

2 - 自然放松，惯用巧力

放松指的是让身体在自然灵活、平稳自如的状态下，使肌肉和关节达到最大程度的放松，而不是指身体在懈弛疲顿的状态下去使用拙力和僵劲进行练习。练习太极拳，要求上体中正，避免左右偏斜，手臂和腿部弯曲合度，动作幅度要标准。这些动作所用的力，是使姿势连贯圆活、神形内外相合的力。对于初学者来说，"力"的界限是比较难以控制和掌握的，所以我们在练习时，应先令身体各个部位和关节舒展开来，再由松到紧，慢慢将力量集中，达到圆柔连贯、动作和缓、轻松自然的效果。

3-上下相随，周身协调

太极拳是一项可以锻炼全身的项目。练功动作要做到一动全动、周身相随、内外相合。初学者由于意念和肢体动作不能密切配合，即使知道是由躯干带动四肢活动，也很难做到周身协调。因此，对于初学者来说，最好应先进行步型、步法和单个动作的练习，如通过各种桩步和步法练习掌握提高下肢的支撑力量以及移动重心、转换动作的能力。比如通过野马分鬃、云手等单个动作的练习，以感受躯干与四肢动作的协调配合，待单个动作掌握熟练后，再练习全套动作，使重心的虚实转换、步法的进退变化、手法的速度均匀以及躯干的旋转相随，逐渐达到协调和圆活，使全身都得到均衡的锻炼。

4-分清虚实，稳定重心

太极拳练习处处都贯穿着步法的变换和重心的转移，练习过程中应注重虚实的变换和进退的变化，否则就会出现动作迟滞、重心不稳和左右歪斜的情况。在锻炼中，运用身法和手法时，要分明虚实、连贯不停、达到一气呵成。太极拳要求"迈步如猫行，运劲如抽丝"，要注意虚实变换得当，重心稳定才能做到脚步轻灵、动作均匀。同时，太极拳"动中有静，静中有动"，动静于活动中交替进行，为达到此点，太极拳练习时无论虚实变化还是姿势转换，首先要做到"中正安舒"，例如太极拳中的动作"蹬脚"，就是先稳住身体再提腿蹬脚，而后落脚，慢移重心，再继续后面的动作。

5-自然呼吸，配合动作

由于太极拳的动作要求轻松柔和、圆活自然，因此，练习过程中一般采用腹式呼吸，主要也是通过增加呼吸深度来满足人体的需氧量。在练习的不同阶段，呼吸的要求也不太一样。比如对初学者来讲，首先做到呼吸自然，按照习惯和需要进行呼吸，不要受到动作的影响和约束，保持呼吸顺畅即可。到动作熟练掌握后，可根据个人的实际情况和学练体会，依据速度快慢和幅度大小的动作要求，以及起吸落呼、开吸合呼的呼吸要求，将动作与呼吸结合起来。例如当我们练习"起势"这一动作时，根据胸廓张缩和膈肌活动的变化，要求两臂前平举时应吸气，身体屈蹲、两臂下落、两手下按时应呼气，这样既符合动作要求，又符合生理需要，可以提高氧量供给并加强膈肌运动。但有一点值得注意的是，当我们所做的动作起落开合不明显时，或动作速度变化较明显时或针对不同体质的人进行练习时，不能过于机械地要求动作与呼吸的配合，要以个人本体感觉舒服自然为准，否则不仅不能达到强身健体的练习目的，反而会造成呼吸不畅和动作僵硬等问题。

第二节 太极剑

一、概述与源流

太极剑属于太极拳的器械项目，结合了太极拳和剑术两者的风格特点。一方面太极剑与太极拳一样，具有动作轻灵柔和、舒展大方、连贯均匀、协调完整等特点，同时还具优美潇洒、剑法清楚、形神兼备等剑术的风格特点。太极剑对身法要求有：端正自然，不偏不倚，旋转松活，不忽起忽落，动作以腰为轴，带动上下，完整连贯。步型主要包括并步、弓步、虚步、仆步、丁步、歇步、独立步、平行步、叉步等。对于剑法要求有：剑法清楚，劲力顺达，力点准确，身剑协调，方法正确等，主要包含的剑法有：点剑、摆剑、抹剑、架剑、刺剑、捧剑、截剑、抱剑、扫剑、拦剑、挂剑等等，不同的剑法都有各自的动作规范和力点要求。目前社会上比较普及的太极剑套路有十六式太极剑、三十二式太极剑、四十二式太极剑等。

十六式太极剑是中国武术段位制太极拳类初段位器械规定考评套路，也称三段太极剑，由于该套路共包括16个动作，因此习惯上称之为十六式太极剑。该套路由国家体育总局武术研究院和国家体育总局武术运动管理中心审定，动作简单易学，结构合理，将上肢剑法和下肢步法巧妙地结合，体现了其重视基础、动作规范、剑法清楚等特点，属于太极剑的基础教学，适用于广大群众学习锻炼。

三十二式太极剑是国家体育总局（原国家体育运动委员会）于1957年组织专家编创的太极剑套路，当时与二十四式太极拳统称太极拳、剑的标准简化套路，此套路为普及套路，全套动作除起、收势外共包括32个动作，整个套路分为四组，每组由8个动作组成，这套太极剑内容精炼充实，包括太极剑的主要剑法，非常适合太极拳、剑的初学爱好者。

四十二式太极剑是国家体育总局（原国家体育运动委员会）为适应太极拳、太极剑在国内外大力发展的需要，于1992年组织专家编创的太极剑竞赛套路，该套路适合运动员、教练员和有一定练习基础的学员进行练习，是可用以提高训练和竞赛水平的竞赛套路。全套动作包括起、收势共42个动作，该套路内容充实，结构严谨，动作规范，布局匀称，是具有一定动作难度的练习套路。

二、三十二式太极剑的动作要领

1-起势	①左脚开步	②两臂前举	③转体摆臂	④弓步前指
	⑤坐盘展臂	⑥弓步接剑		
2-并步点剑	①并步点剑			
3-独立反刺	①撤步崩剑	②丁步挑剑	③提膝反刺	
4-仆步横扫	①撤步劈剑	②仆步扫剑		
5-向右平带	①收脚收剑	②上步送剑	③弓步右带	
6-向左平带	①收脚收剑	②上步送剑	③弓步左带	
7-独立抡劈	①转体抡剑	②上步举剑	③独立劈剑	
8-退步回抽	①退步提剑	②虚步抽剑		
9-独立上刺	①转体上步	②提膝上刺		
10-虚步下截	①转体摆剑	②虚步下截		

11-左弓步刺	①退步提剑	②转体撤剑	③收脚收剑	④弓步平刺
12-转身斜带	①扣脚收剑	②提脚转体	③弓步右带	
13-缩身斜带	①收脚收剑	②撤步送剑	③丁步左带	
14-提膝捧剑	①虚步分剑	②提膝捧剑		
15-跳步平刺	①落脚收剑	②蹬腿前刺	③跳步压剑	④弓步平刺
16-左虚步撩	①收脚绕剑	②垫步绕剑	③虚步左撩	
17-右弓步撩	①转体绕剑	②垫步绕剑	③弓步右撩	
18-转身回抽	①转体收剑	②弓步劈剑	③后坐抽剑	④虚步前指
19-并步平刺	①转体上步	②并步平刺		
20-左弓步拦	①转体绕剑	②上步绕剑	③弓步拦剑	
21-右弓步拦	①撤脚绕剑	②收脚绕剑	③弓步拦剑	
22-左弓步拦	①撤脚绕剑	②收脚绕剑	③弓步拦剑	
23-进步反刺	①上步收剑	②转体后刺	③弓步反刺	
24-反身回劈	①转体收剑	②提脚举剑	③弓步劈剑	
25-虚步点剑	①落手收脚	②转体举剑	③虚步点剑	
26-独立平托	①插步绞剑	②提膝托剑		
27-弓步挂劈	①转体挂剑	②弓步劈剑		

28-虚步抢劈	①转体抢剑	②上步举剑	③虚步劈剑
29-撤步反击	①提脚合剑	②撤步击剑	
30-进步平刺	①提脚横剑	②垫步收剑	③弓步平刺
31-丁步回抽	①丁步回抽		
32-旋转平抹	①摆步横剑	②扣步抹剑	③虚步分剑
33-弓步直刺	①弓步直刺		
34-收势	①后坐接剑	②上步收势	③并步还原

三、太极剑的运动特点

太极剑与太极拳一样，要求心静体松、神态自然、精神集中，在姿势形态上要求中正安舒、虚领顶劲、沉肩坠肘、含胸拔背、松腰敛臀。练习过程中以意导气，以气运身，以身运剑，动中求静，气沉丹田，呼吸自然与动作相配合；太极剑同样具有"迈步如猫行，运劲如抽丝"的动作特点，动作轻而不浮，沉而不僵，动作转接柔顺，不用拙力，动作如行云流水绵绵不断，不可生硬和停顿。太极剑除了具有太极拳的动作特点之外，最重要的就是剑法的运用，剑法是构成太极剑功力与表现技巧的核心部分，要求剑法规整，身剑协调，练习中要求剑法清楚，力点准确，动作规范，表现出各种剑法的攻防含义，同时还要表现出太极剑动作潇洒飘逸、虚实分明、剑势多变的特色，演练中要求神与意合，意与体合，体与剑合，将身法与剑法融合成协调的整体。

四、太极剑的健身功效

1-调整身体各系统功能

练剑要求精神专注，内外结合，完成动作连绵不断，一气呵成。每个太极剑动作都涉及不同的步型、步法、剑法，这些复杂活动依赖大脑神经的兴奋与抑制进行调节，既锻炼了大脑，又调节了身体诸多系统的功能。

2-促进新陈代谢

长时间练习太极剑，指间会有酸、麻、胀、热等感觉，这是经络畅通的表现。当肢体进行运动时，动脉血管即变得舒张柔和，有利于推动血液循环、提高供氧能力及促进新陈代谢。

3-强健全身骨骼

长期练习锻炼了全身各个关节，令其得到多方位、大幅度而柔和的运动，保持了关节的柔韧性。除此之外，肌肉牵引关节和骨骼运动，进行自我按摩，达到了强健骨骼的目的。

4-调节腹实胸宽呼吸

练习太极剑时，要做到"腹实胸宽"，将胸部的紧张状态转移到腹部，使肺部安舒适宜，腹部松弛有度，可以起到调节呼吸、稳定重心、按摩内脏的作用。

5-改善消化系统功能

练剑时，我们通过多种呼吸方式引导气沉丹田，使膈肌和腹肌得到了相应的运动，这种升降运动可以改善肺部机能，按摩腹腔器官，使各脏器气血畅达、开通闭塞、引导阴阳，进而加强腹腔的物理循环，改善消化系统的功能，临床上诸多肺部和腹部疾病患者的病情因此也得到了相应的改善。

6-保护神经系统平衡

练习太极剑要求精神高度入静，重意不重力，以意导气，以气导力，意气力相合，使大脑皮质进入保护性抑制状态。长期保持此状态，可以改善交感神经的协调性，修复神经系统的平衡，消除慢性病灶，减少因大脑皮质紊乱而引起的疾病概率，从而提高我们的工作效率和生活质量。

7-增强人体免疫力

用意是太极剑练习中的一个重要内容，只有运用好了用意才能更好地养生。人体在用意不用力的状态之下，大脑会不断发出积极信号，帮助身体的气血变得畅通，也就能够促进身体的新陈代谢功能，增强我们身体细胞活力，起到消除慢性病、增强人体免疫力的作用。

五、练习太极剑的注意事项

1-练习中正确掌握剑法

太极剑中剑法很多而且各个剑法的动作规格要求和力点各不相同，且容易混淆，比如点剑与劈剑、拦剑与撩剑、刺剑与捧剑等，练习中要注意掌握正确的动作要领。

2-练习过程中身体不要上下起伏

太极剑与太极拳一样，练习时身体不能上下起伏，应尽量保持在同一水平线，初学者和年纪较大者可以身体重心高些。

3-掌握正确的剑的运行路线

太极剑练习过程中应注意剑的运行路线，比如挂剑和撩剑应贴身走立圆，扫剑应通过转腰带臂，以臂带剑，横向扫过，再如点剑动作，应从腰经肩到臂贯至腕关节，腕部放松，再屈腕上提，力达剑尖。

4-练习过程中，避免右手握剑太紧不够灵活

对于初学者来说，右手握剑要松，使用"松握"方法，手腕应灵活，同时练习中右手应根据剑法不同灵活运用握法，比如点剑、撩剑、抢剑等动作时须手指控制剑的走向，掌心含空以便完成好各种剑法的动作，但松握的同时也要防止剑脱手掉落。

5-练习中运用好眼法

演练太极剑时，应注意眼神。一般眼应随剑走，比如刺剑、撩剑、扫剑等；定势时，一般目视剑指或剑身；初学者应避免眼不随剑走或眼向下看的习惯。

第三节 太极扇

一、概述与源流

太极扇属于太极拳中器械的一种，同时又是一种风格独特的武术健身项目。太极扇的创编主要是为了强身健体，它融合了太极拳、太极剑、武术、京剧舞蹈等动作，把太极的功法与扇的挥舞动作相结合，并将其发挥得淋漓尽致，刚柔相合，表现形式极具新意又不乏趣味，集合了柔和飘逸的美与武术的阳刚威仪，是一项集观赏性与艺术性为一体的传统养生运动。

在太极扇套路当中，至今较为盛行、广受大众青睐的是太极功夫扇，该法由北京市老年人体育协会创编，旨在响应2008年北京奥运会要求大力开展老年人体育活动的号召。该法推出不久之后，受到人们的大力追捧。该套路将太极的技法与扇子的挥舞巧妙结合，汲取了武术功法与音乐旋律的各自优势，并将其相互结合，吸取了不同流派的太极拳、太极剑动作，以及快速有力的长拳、南拳、京剧舞蹈等动作为己所用，其表现内容丰富深刻，形式丰富多样，如今已成为各年龄人群青睐的太极健身项目。

二、太极扇的动作要领

1-起势	①并步站立	②并步抱扇		
2-虚步撩扇	①转身右捋	②上步平推	③弓步左捧	④虚步撩扇
3-震脚抖扇	①提膝举扇	②震脚砸扇	③转腰展臂	④独立斗扇
4-云手拨扇	①开步右拨	②叉步左拨	③开步右拨	④叉步左拨
5-弓步推扇	①转腰摆扇	②提脚翻扇	③上步收扇	④弓步推扇
6-架扇蹬脚	①转腰合扇	②上步绕扇	③提腿举扇	④架扇蹬脚

7-独立劈扇	①上步挂扇	②盖步举扇	③独立劈扇	
8-回身崩扇	①扣步穿扇	②撤步压掌	③转身穿扇	④提腿崩扇
9-举扇冲拳	①落脚摆步	②扣步翻扇	③转身摆掌	④举扇冲拳
10-弓步分掌	①合扇摆臂	②收脚抱扇	③弓步分靠	
11-虚步抱扇	①收脚摆扇	②上步收扇	③虚步开扇	
12-弓步平推	①转腰旋扇	②上步收扇	③弓步推扇	
13-仆步分扇	①接扇合手	②转身提扇	③仆步分扇	
14-举腿挑扇	①收脚绕扇	②摆步绕扇	③举腿挑扇	
15-虚步摆扇	①扣脚合扇	②转身穿扇	③虚步摆扇	
16-撞拳撩扇	①捋手收脚	②上步撞拳	③虚步撩扇	
17-虚步亮扇	①退步收扇	②转身摆掌	③虚步亮扇	
18-收势	①活步合扇	②开步平举	③并步抱扇	④并步还原

三、太极扇的运动特点

太极扇是在太极拳的基础上融合扇术特点而形成的，在创编过程中也进行了大胆、有益的探索和创新，以太极拳、太极剑等动作为主要内容，同时动作中巧妙揉进京剧、舞蹈等动作，所以太极扇的运动特点与太极拳、太极剑运动特点相近，太极扇中的步法、腿法、身法也同太极拳动作要求一样。太极扇套路与现代歌曲的节奏相结合，构成了一种内容丰富、造型美观、潇洒飘逸、情趣横生的太极扇套路，同时太极扇具有载歌载舞、快慢相间、刚柔并举、情趣盎然的特点，动作舒雅大方、缓慢匀和，令人耳目一新，但从本质上说太极扇属于"武术"而不属于"舞蹈"，太极扇的武术性质决定了它的动作特点和演练风格。

四、太极扇的健身功效

1-增加神经系统的灵敏性

习练时强调心静神定，心静是第一要务，其可以使大脑皮质处于休息状态，然后交由中枢神经系统来负责协调人体各脏腑组织器官的工作，有效增加了神经系统的灵敏度。

2-通经活络，改善微循环

一套太极扇动作的练习时间为6分钟左右，而且一般习练者会重复多次练习，因此此法与其他类型的有氧运动作用一致，可改善血液循环，其运动涉及全身，大到器官、关节、肌肉，小到血管、组织、细胞，通过全身性的锻炼，达到行气活血的功效，有效促进血液循环，提高身体供氧量，加速血管及淋巴系统的新陈代谢，促进血管内毒素及淋巴细胞的排毒作用，同时改善血管弹性，防治动脉硬化疾病，提高机体免疫力。

3-提高身体柔韧度，增强肌力

太极扇的特点是以圆形、弧形运动为主，速度较缓慢，再加上屈腿半蹲以及重心交替变换等步法，可增强全身肌肉的肌力、肌耐力；同时适当增加多个方向和大幅度的活动，舒展筋肉骨关节，有效改善全身柔韧度。

4-提高心肺功能

习练时需要保持呼吸自然均匀，通过以深、长、细、缓、匀为特点的腹式呼吸，增加胸腔内的气体容量，使肺部进行气体交换的次数增多，呼吸的深长又有助于气体的充分交换，有效改善了全身各系统器官的供氧量，加快了新陈代谢，最终发挥训练和提升心肺功能的作用。

5-治疗慢性疾病

锻炼时全身各骨骼关节、肌肉会受到相互牵引、绞缠、挤压和舒张作用，腹式呼吸达到按摩内脏器官的作用，加上横膈膜的上下升降幅度增大，可有效刺激肠的蠕动，改善胃肠功能。由此可见，太极扇运动可以显著防治多种慢性病症如便秘、神经衰弱、肾炎、高血压、冠心病、胃肠动力不足、风湿性关节炎等。

五、练习太极扇的注意事项

1-在练习太极扇之前最好具有一定太极拳的学习基础

由于太极扇的动作特点与太极拳相近，所以练习者最好具有一定的太极拳练习基础，在掌握了一套太极拳动作的基础之上再进行太极扇练习，就会比较容易掌握太极扇动作技术和方法，练习起来也比较顺畅。

2-练习过程中注意掌握动作要领

练习太极扇的过程中注意对手、眼、身、步法的要求，同时注意动作和扇子的配合，做到心平气和、人顺扇走、扇顺意行。练习时要求动作和缓柔美，手和脚在伸展、收缩动作时要保持一定的曲度，尽量保持柔和，避免僵直，以免伤及关节；行走间要轻盈自如，切莫硬撑，以免拉伤肌肉。

3-掌握各种扇法，保证演练水平

练习时要将扇子的多种花样相互融会贯通，扇的花样主要有开扇、合扇、劈扇、刺扇和转扇等，做开合动作时要顺着扇子的走向，利用腕关节的力量迅速开合，开合扇尽量一次到位且大开大合，尽量不要重复开合，否则影响演练效果和扇子的美观。同时，做各种扇法时应注意手的握法，除起势和收势外，演练过程中一般采用"松握"，既要保证动作准确到位，扇子可在手心里灵活转动，又要防止扇子脱手掉落。

4-注意动作与音乐的配合

太极扇练习一般有音乐伴唱且节奏鲜明，所以要求动作要紧跟音乐和唱词节奏，一般要求是在一句音乐或者唱词结束之前的一拍要做完动作，待摆好下一个姿态并稍稍停顿之后，再继续下一个动作，这样更显动作完整有力。

第四节　太极养生杖

一、概述与源流

杖，广义上是指棍棒，在早期就被人们广泛应用于各种运动。在我国悠久的历史长河中孕育而产生的传统保健文化中，用杖来锻炼身体的方法多种多样，源远流长，文献记载以手持杖做不同姿势的图像，最早见于1973年湖南长沙马王堆汉墓出土的《导引图》。根据图像考证："作屈身转体运动状，双手持杖，两手左上右下，文字注释为以丈（杖）通阴阳"，说明使用杖来运动这一保健养生方法，很早以前就被人们知晓并广泛运用，杖作为保健养生运动的一种方式，起源悠久，国家体育总局健身气功管理中心在挖掘整理《导引图》中的持杖健身的动作形态，结合史料记载的导引、吐纳等方式方法并吸取了太极棒等传统养生功法的成功创立经验基础上，编创了太极养生杖。

二、太极养生杖的动作要领

1-预备式	①左脚开立	②身体中正	③卷杖上提	④伸臂落杖
2-第一式 艄公摇橹	①卷杖上提	②上步摇杖	③卷杖上提	④并步摇杖
3-第二式 轻舟缓行	①上步划水	②撤步撑杖	③并步划水	
4-第三式 风摆荷叶	①开步摆转 ⑤摩运并步	②摩运引杖	③左摆侧倾	④举杖抬头
5-第四式 船夫背纤	①上步引杖 ⑤举杖并步	②卷旋摩肋	③转杖压肩	④按压肩井
6-第五式 神针定海	①开步划越	②上步卷旋	③落杖捧臂	④屈膝按掌

7-第六式 金龙绞尾	①撤步翻转	②后坐划杖	③叉步抵按	④歇步搅杖
	⑤并步落杖			
8-第七式 探海寻宝	①开步引杖	②摩运俯身	③举杖转腰	④落杖抬头
	⑤摩运并步			
9-第八式 气归丹田	①左手夹持	②开步合抱	③引气归元	
10-收势	①松静站立	②气沉丹田		

三、太极养生杖的运动特点

1-以杖导引，形神统一

太极养生杖的运动理念为以杖引导，导引气血运行，形神兼养。动作的开合、动静、进退与屈伸都是通过杖的引导进行调整，讲究杖动气起，杖到气至。通过杖的上下、左右、前后的导引，达到心平气和，气中寓意，动静相宜，恬淡虚无，形与神俱。

2-腰为轴枢，身械协调

习练时要求以腰部作为轴，来扭转、屈伸、环转身体，以腰部的动作带动整个脊柱的运动。练习时，要求放松腰部、胯部，保持身形正直、放松舒适，做到腰部放松、灵活，用腰部的旋转、虚实变化贯穿全身上下，将身体与器械有机结合，配合协调。

3-按摩行杖，融为一体

通过持拿太极杖习练功法，一方面引导肢体的动作与机体的呼吸运动紧密相连、协调统一，另一方面，大幅度地伸直牵拉韧带、筋骨，可以对脏腑、穴位发挥按摩作用。例如双手环握太极杖，在运动杖时对腹部、腰部、胸部等脏腑进行按摩，将行杖与按摩集合为一身，如此大幅度刺激脏腑组织，对发挥太极养生杖的保健作用大有裨益。

4-杖行弧线，圆转四方

运杖时要注意每个动作都缓和、呈弧形，起始动作和衔接部分不僵直、没有棱角，保持平圆、立圆运动，也有上下、前后、左右的运动，古人认为"天动地静""天道有自然之秩序"，所以太极杖应以连贯、柔缓的圆弧运动为主，以顺应"天人合一"的指导理念。

5-两手握杖，相牵相系

器械是人体手臂的延伸，杖与习练之人应融为一体，两手持拿太极杖，以腰部为轴，相互牵拉联系，带动全身各脏腑组织进行锻炼。通过杖牵引肢体，带动脏腑，内外合一，相随相应，相辅相成，相互承接。本组功法既可成套进行习练，又可以单式或多式组合练习。通过养生杖引导肢体锻炼，特别是手腕的卷曲旋转、颈椎的牵拉和脊椎的转动、屈伸动作，可以舒展筋骨、通经活络、通利关节，促使周身气血畅通，行气活血，阴平阳秘，最终达到防病治病、养生保健的目的。

四、太极养生杖的健身功效

1-第一式艄公摇橹

通过手腕部有节律地屈伸，对腕部的原穴具有较强的刺激，同时能疏通、调理、按摩心经、心包经及肺经，发挥濡养心血、安神定志的作用。和缓、有节律地屈伸手腕，可以很好地缓解腕部肌肉的紧张，同时可以缓解腕部周围肌肉或肌腱的劳损。

2-第二式轻舟缓行

通过划桨、撑船动作，可以进行手腕和肩部的转圈，增加了对手三阴、手三阳经的刺激，从而增加胃肠蠕动，促进饮食物消化，改善便秘、胃胀胃痛等症状。通过脚踝关节的屈伸动作，可以加大对足三阴、足三阳的刺激，发挥疏利肝胆、通利膀胱作用，同时，肩部的转圈运动对缓解肩周症状、防治肩周炎有确效。

3 - 第三式风摆荷叶

通过侧身弯曲可显著牵拉、刺激胆经、冲脉、任督二脉等重要经脉，疏肝利胆，平抑肝阳，行气活血，改善血液循环。根据整脊学的实践及理论研究，脊柱左、右侧屈动作，可以防治脊柱生理弯曲的不对称与不平衡现象，显著防止并改善脊柱不良形态。

4 - 第四式船夫背纤

通过左右转头的动作，有效刺激大椎穴，能够益气壮阳，用养生杖挤压、按摩肩井穴，行气活血，从而增强机体免疫力，并能够祛风散寒，缓解与治疗颈、肩、背病痛，拧腰、伸膝、蹬脚的背纤这一动作，进一步刺激任督二脉与带脉，以及足三阴、足三阳等经络，加强全身的气血运行，强腰固肾，与此同时，增大腰椎和髋关节的活动幅度，牵拉腰腿部肌群，显著提升腰部和下肢的运动灵活度。

5 - 第五式神针定海

通过手腕环转运动，可以增加手腕屈伸的频率，有效锻炼腕关节，防止手腕关节损伤，其次，杖的导引可以推动气的运行，意随气动，将气从百会穴贯入丹田，使集中意志、凝心聚力，保养真元之气，逐步提升锻炼效用。

6 - 第六式金龙绞尾

在高歇步时，后叉腿膝关节挤压上方小腿承山穴，能有效刺激足太阳膀胱经，膀胱经与肾经相表里，故这个动作可有效改善尿液代谢，提升肾脏的生理功能，发挥排泄毒素的作用。以腰部为轴有节律地向左向右转动身体，可以有效刺激带脉。带脉管束人体上下经脉的通行，有助于通畅全身经脉之气。低歇步追求较好的下肢控制能力，这个动作可显著增强中老年人下肢肌力，提高小脑平衡功能，有效缓解小腿肌肉痉挛这一症状。

7 - 第七式探海寻宝

通过向左向右转动身体及头部，在向前屈体的过程中抬起头部、塌曲腰部，能有效刺激任、督、带脉，行气活血，改善血液循环，改善新陈代谢，调节先天与后天，强健腰府，坚固肾部，达到保健的目的，通过伸直两膝关节、屈曲腰部、俯身前仰、塌曲腰部，能有效地拉伸大腿后部肌群，提升下肢筋骨的柔韧度，有效改善腰背肌肉的拘紧不适。

8-第八式气归丹田

以意行气，引气回收，培补丹田，增补元气。

五、练习太极养生杖的注意事项

1-热身充分，着装适宜

练习太极养生杖时，应穿着宽松的衣服，并挑选舒适合脚的专业练功鞋或者运动鞋，尽量摘除与练功无关的饰品，如耳环、项链、手镯等，正式习练太极养生杖时，应做好充分的热身活动，包含常规性的徒手操与健身气功专项性准备活动，动作主要以拉伸腰部、腿部肌肉和活动膝、踝关节为主。

2-肢体放松，平静自然

练习太极养生杖时，应全身放松，脉静神定。松，是指精神与身体都要放松。精神的放松，主要是消除心理、生理上的焦虑不安；形体上的放松，是指骨骼关节、肌肉组织及脏腑都处于舒缓状态。强调自内而外、由浅到深的放松过程，使形体、呼吸、意念消除紧张。静，是指思维意识和情志要安静祥和，心无杂念。自然，是指形体、呼吸、意念都保持正常状态，顺应自然。

3-路线清晰，准确灵活

练习太极养生杖时，应注意动作路线清晰，准确灵活。准确，主要是指习练功法时动作路线要精准确切，与规定的动作要领相符合。在初学阶段，基本的姿势与状态较为关键。在学习各个动作过程中，动作的路线、方向、角度、虚实、松紧分辨清楚，做到姿势、方法准确。灵活，是指习练功法过程中，动作幅度、习练的次数、呼吸的配合、意念的运用都要因人而异，根据自身情况灵活掌握，特别是对老年人群和体弱者，更要注意结合自身情况进行调整，避免强度过大的练习对身体造成损害。

第五节 八段锦

一、概述与源流

八段锦功法是一套独立而完整的健身功法，起源于北宋，至今约有八百多年的历史。八段锦的"八"字，不是单单指八段、八节和八个动作，而是指其功法有多种要素，相互制约，相辅相成，如环无端，循环操作。古人把这套动作比喻为"锦"，意为五颜六色、美而华贵，体现其动作舒展优美，视其为"祛病健身，效果极好，编排精致，动作完美"的练习方法。为了便于更好地推广流传，有人将其编成歌诀来进行传播与传承。八段锦简单易学，运动量与强度适中，且锻炼不受环境、场地限制，可强身益寿、祛病除疾，因此是广大群众所喜爱的健身方法之一。八段锦通过肢体的运动舒展筋骨，疏通经络，通过与呼吸进行结合，疏导气血，周流营卫，斡旋气机，长期练习八段锦可起到保健、防病治病的作用。八段锦的每段、每节的锻炼都有其重点，整套练习可对全身各部位进行锻炼，对其相对应的脏腑、经络和周身气血起到调理作用。

二、八段锦的动作要领

1-预备式	①左脚开步	②两臂侧起	③屈膝合抱	
2-第一式两手托天理三焦	①十指交叉	②悬臂上托	③松肩舒指	④屈膝合抱
3-第二式左右开弓似射雕	①开步搭腕	②左右开弓	③松转侧开	④伸膝合抱
4-第三式调理脾胃须单举	①合抱胸腹	②旋臂撑按	③屈膝合抱	
5-第四式五劳七伤往后瞧	①伸膝侧起	②旋臂转头	③屈膝按掌	
6-第五式摇头摆尾去心火	①重心微起	②转体俯身	③摇头摆尾	④收颌敛臀

7-第六式两手攀足固肾腰	①两臂上举	②屈肘按掌	③旋臂反穿	④摩运俯身
8-第七式攒拳怒目增气力	①冲拳怒目	②舒指旋腕	③外旋握固	④屈肘收回
9-第八式背后七颠百病消	①提踵上领	②松落颠足		
10-收势	①并步站立	②两臂侧起	③叠掌合抱	

三、八段锦的运动特点

1-柔和缓慢，圆活连贯

习练动作过程中动作自然放松，神态大方、舒展，不僵直，不拘紧。重心虚实分明，衔接姿势应柔和缓慢，轻飘徐缓。以脊柱为轴，带动肢体缓慢运动，上下相随，左右兼顾，节节贯穿。动作走弧线，与人体关节的自然弯曲相符合，同时要求动作如行云流水、连绵不断，姿势的转换与衔接不能有停顿和断续之处。

2-松紧结合，动静相兼

习练过程中，通过意识的支配，保持心境平和，肢体放松，呼吸均匀和缓、放松但不松懈，保持良好的体态，并逐渐进入深度放松状态。同时，不应在习练动作时感受肢体瞬间紧张的状态，而应在动作的始终贯穿放松动作，松弛有度，相辅相成，有助于疏通经络、强筋壮骨、增强体质。在习练过程中，要做到动静相兼，动作通过意念的引导节节贯穿、舒适自然，在动作的分节处做到松沉安稳，使之保持牵引抻拉，调整用力与作用时间，能够刺激相应的作用部位，提升锻炼功效。

3-神与形合，气寓其中

注重心神与外形的相互联系，每式动作以及动作与动作之间都是对称与和谐的，体现了内在精神的饱满与外在动作的安逸，虚实相互转化、刚柔相融合，做到意动形随、神形兼备。同时，通过内在精神的修养与外在形体的锻炼，促使气息在身体内部运行，顺应自然呼吸的原则，不可强吸硬呼。

四、八段锦的健身功效

1-第一式两手托天理三焦

通过两手交叉上托，缓慢向上用力伸拉，同时保持一定时间和次数，可以畅通三焦，气血调和；通过抻拉躯干和上肢各部位的肌肉、韧带、关节软组织等，对预防肩周、颈椎疾病都有较好的效果。

2-第二式左右开弓似射雕

通过展肩扩胸动作，可以有效地刺激人体督脉和背部的相关腧穴，同时还可以对手三阴经、三阳经等经络进行刺激，有效调节手太阴肺经；增强下肢肌肉力量，提高身体平衡与肢体协调能力，增加手臂肌肉力量，改善手腕、手指关节的灵活性；矫正驼背、肩内收等不好的身体形态，较好地预防肩周和颈椎疾病等。

3-第三式调理脾胃须单举

通过左右手臂松紧结合地上下对拉，可以有效地牵拉腹腔，从而牵拉脾胃中焦肝胆，起到刺激、按摩作用，同时可以使刺激从两胁向络属的相关经络和背部的腧穴等扩散，发挥按摩腹部脏器、调节其功能的作用；通过此动作可使脊柱内椎间环节和小肌肉韧带得到锻炼，进一步增强脊柱的灵活性、稳定性，有利于预防和治疗肩、颈疾病等。

4-第四式五劳七伤往后瞧

"五劳"指心、肝、脾、肺、肾五脏的劳损；"七伤"指喜、怒、悲、忧、恐、惊、思七种情绪过度变化对人体的伤害。该动作通过手臂的伸展、外旋做静力性牵拉，可以有效扩张胸腔和腹腔内脏腑；转头后瞧的这个动作可有效地刺激颈部大椎穴，从而达到防治"五劳七伤"的目的，同时可以有效地增加颈肩部肌肉的收缩力，增加颈肩部运动幅度，活动眼部肌肉，预防肌肉疲劳和颈肩部肌肉劳损。本式动作能够显著增加颈肩部和头部血液循环，有效缓解中枢神经系统疲劳。

5-第五式摇头摆尾去心火

心火是指心火旺盛，通过马步下蹲、摇动尾闾，有效刺激脊柱和督脉等部位；摇头动作可以刺激颈椎后部的大椎穴，发挥通经活络、宣发心火的功效；在摇头摆尾过程中，身体大幅度进行侧屈和环转，除了可以增加身体各关节的灵活性以外，还可以增强各部位的肌肉力量。

6-第六式两手攀足固肾腰

通过身体的前屈后伸可有效地牵拉和刺激脊柱、督脉，以及命门和委中等穴位，有助于防治生殖泌尿系统疾病，起到强固肾腰的作用；通过脊柱屈伸动作，增强躯体前群、后群肌肉的力量，增大筋骨柔韧度与运动幅度，同时对腰部的重要器官有牵拉、刺激、按摩的作用，可以改善其功能。

7-第七式攒拳怒目增气力

该式"怒目瞪眼"可有效刺激肝经，使肝气疏泄，有强健筋骨的功用；马步下蹲配合十脚趾用力抓地、两手用力攒拳、充分旋腕、十指逐节用力抓握，可充分刺激十二经脉中的各大腧穴和督脉，同时全身肌肉、韧带得到静力牵拉，长期练习，可以达到全身筋肉结实、增加气力的功效。

8-第八式背后七颠百病消

脚十趾用力抓地可有效刺激下肢的经脉，调节对应的脏腑，改善脏腑功能；此外，颠足这一动作可刺激脊柱与腰背部相关脉络，行气活血，使经络气血运行流畅，平衡阴阳；还可以发展小腿的后部肌群，牵拉足部的韧带组织等，提高机体的稳定性；落地震动可以促使下肢及脊柱各关节肌肉放松复位，缓解肌肉疲劳。

五、练习八段锦的注意事项

1-热身充分，着装适宜

练习健身气功八段锦时，应穿着适合练功的衣服与专业的练功鞋或者运动鞋，摘除耳环、项链、手镯等与练功无关的饰品，同时应积极地充分热身，主要有常规性的徒手操与健身气功专项性准备活动，充分地拉伸肢体韧带、肌肉与各个大小关节。

2 - 练养相兼，内外结合

练，是指将身体外形的动作状态与内在的呼吸调整、意念的合理运用相互结合的过程。养，是经过上述习练动作，使身体展现放松、轻盈、呼吸均匀深长、意气相随的状态。练养当相辅相成，不可分割，练习中应"练中有养，养中有练，练养结合"。尤其注意依照自身情况去安排适当的练习时长、练习频率与强度，处理好"意""气""形"三者之间的关系，同时注意日常生活习惯，达到"饮食有节、起居有常"，养成积极向上的心态，有助于提高练功效果，促进身心健康。

3 - 循序渐进，持之以恒

八段锦在初学时，习练者不仅要克服由于练功而给身体带来的肌肉关节酸痛、动作僵硬等各种不适，还应注意调整并避免心理焦虑不安、肢体不协同等情况。经过练习时间和数量的增加，使动作达到整齐、精准确切、圆活连贯，同时在初学阶段，练习八段锦要求习练者采用自然呼吸的方式方法，动作熟练之后，对呼吸的方式方法应该提出一定的要求，整个过程应遵循循序渐进、持之以恒的原则。

第六节　十二段锦

一、概述与源流

十二段锦是我国古代一种由十二阶段动作组成的导引保健方法。用"锦"字来命名，主要是表示其为一套完整的坐式导引术，精美华贵，连绵不断。十二段锦通过挖掘整理"钟离八段锦法"与"十二段锦"，本着古为今用、继承发扬、不断光大我国传统文化的精神，遵循气功特有的规律，结合当代人们的身心特点进行创编，在继承了原功法精髓的基础上，把按摩、导引等传统的气功方式、方法进行有效融合。现行的十二段锦不拘泥于古人之见，融传统性与时代性于一体，它是对传统十二段锦的又一次塑造和升华，是集修身养性、娱乐观赏于一体的健身功法。

二、十二段锦的动作要领

1-预备式	①撤步下蹲	②正身盘坐		
2-第一式 冥心握固	①两臂上举	②旋臂下落	③握固垂帘	
3-第二式 叩齿鸣鼓	①两臂侧起	②掩耳叩齿	③拔耳鸣鼓	
4-第三式 微撼天柱	①转身侧起	②合掌下按	③转头抬头	④下颌内收
5-第四式 掌抱昆仑	①两臂上举 ⑤昂首低头	②交叉抱头 ⑥托腮按掌	③转体侧倾	④起身回正
6-第五式 摇转辘轳	①转体单摇	②前后双摇	③交叉摇转	
7-第六式 托天按顶	①扶膝伸腿	②绷脚上托	③勾脚按顶	
8-第七式 俯身攀足	①俯身攀足	②抬头前引	③下颌内收	④摩掌盘腿
9-第八式 背摩精门	①俯身摆臂	②立身搓掌	③摩运腰背	
10-第九式 前抚脘腹	①侧起下引	②上引侧按	③前抚脘腹	
11-第十式 温煦脐轮	①腹前叠掌	②闭目静养	③揉按肚脐	
12-第十一式 摇身晃海	①旋臂按掌	②左前右后	③右前左后	
13-第十二式 鼓漱吞津	①侧起合抱 ⑤下落握固	②握固搅海	③鼓漱吞津	④旋臂上穿
14-收势	①弓背搭腕 ⑤并步还原	②旋臂下落	③上举下按	④撑地起身

三、十二段锦的运动特点

1-意形相随，动息相合

意形相随，是指在十二段锦功法习练过程中运用意识来引动形体，使意与形合。所谓"意"，是指练功时的思想活动。肢体动作通过意识或潜意识的参与，有效地将意识与形体进行融合，使习练者身心放松，排除杂念，情绪安定，使气机有效运行，畅通经络，防治疾病，促进肝、心、脾、肺、肾等脏腑的功能改善。十二段锦注重意念伴随身体的变化而变化，意念要充分集中在动作的规格和技术要领上。同时，此功法根据不同动作的作用点，要求习练者练习动作过程中意念的变化要有侧重点。动息相合，习练本功法技术动作应该与呼吸进行合理地协调配合，强调动作为呼吸服务，动作要符合内气的运行。匀速连贯、柔和缓慢的练习动作有利于促使呼吸细、匀、深、长。

2-动静相间，形神共养

动静相间，在这里主要是指十二段锦分动功和静功两种习练方式，它将动与静进行有机结合，其中包含着静中有动、动中有静、动静相生、阴阳相合的哲理。形神共养中的"形"指人的身体，"神"指人的心理活动状态。"形为神之宅"，两者互相依赖，互根互用。

历代养生家都提倡动功与静功应相互结合，同时习练。中国传统养生理论也非常重视"内外兼修"与"形神共养"，一方面强调"以静养神、静则少费"，另一方面强调"以动养形、动勿过极"，从而达到外壮肢体、内安五脏、调养精神、畅通经脉、调和气血的目的。

3-强调伸展，注重按摩

注重肢体的伸展，在练习过程中，要充分地伸展、导引肢体，十二段锦通过以脊柱为核心，练习身体的屈伸、绕转、折叠、俯仰等一系列动作，进而梳理机体的骨骼、肌肉、关节、韧带，提高肢体的灵活性、协调性。注重按摩，就是在练习时要注重对身体各个位置的摩运和导引。按摩是中医学的重要组成部分，通过刺激特定穴位和经络，使身体达到平阴阳、调气血的目的。养生"十常法"中有"齿宜常叩""腹宜常摩""津宜常咽"的建议。中医认为"齿为肾之余"，常叩齿可以壮骨固齿。"腹宜常摩"是通过对腹部和经络的刺激，对相关功能产生影响，主要有疏肝理气和温肾补益的作用。中医认为"唾为肾之余"，是金浆玉液，津常咽可内安五脏，是增进健康的重要手法。鸣鼓可醒脑集神，聪耳明目；摩擦肾俞穴与腰眼可补肾气，有防治腰腿疼痛、下肢无力、阳痿、痛经等功用。

四、十二段锦的健身功效

1-第一式冥心握固

冥心可洗涤心神，净化大脑，集气与意为一体，调畅气的运行；握固可以安神定志，调畅心神，通利肺气，疏肝理气，对心悸、失眠、头昏、乏力、神经衰弱等病症有一定的防治作用。

2-第二式叩齿鸣鼓

叩齿可坚固牙齿，防治牙科疾病，鸣鼓可醒脑集神，聪耳明目。

3-第三式微撼天柱

"天柱"指整个颈椎，撼动天柱可刺激大椎穴，调节手足三阳经和督脉，通过左右转头、转腰、旋臂、沉肩可锻炼脊柱，防治颈、肩、腰部位疾病。

4-第四式掌抱昆仑

通过两手向上抬举，使三焦通达、中焦气机和调；向左向右侧倾斜身体可进一步牵拉与刺激肝经、胆经，起到疏肝利胆的作用；两手抱头下拉可刺激督脉、膀胱经和背部腧穴，调理相应脏腑；两手上托下按可刺激大椎穴，《循经考穴编》记载大椎穴"主五劳七伤，诸虚百损，骨蒸盗汗——当刺大椎第一节"。

5-第五式摇转辘轳

本式动作可刺激手三阴三阳经、督脉、背部腧穴等，调理对应的脏腑，使心肺畅通，益肾助阳，同时可以强壮腰脊，防治肩部与颈椎等疾病。

6-第六式托天按顶

伸脚、勾脚可分别刺激足三阴三阳经，疏通经脉，促进气血运行，向上抻拉脊柱、两胁和肩颈部，可调理三焦，疏肝利胆，防治肩颈疾病。

7-第七式俯身攀足

本式动作可刺激任督二脉、带脉等经络，同时可以锻炼脊柱、腰背部肌肉和韧带，西医学认为锻炼腰脊可刺激脊髓神经和植物神经，对治疗脑疾和开发大脑智力有一定效果；双腿伸直平坐勾脚尖能伸展马尾神经，可缓解肌肉疼痛。

8-第八式背摩精门

精门，气功术语，出自《修真十书》钟离八段锦法："精门者，腰后外肾也"。摩擦肾俞穴和腰眼等部位可使经络通畅，益肾固精，有助于预防并治疗腰痛、腰膝酸软乏力、遗精、月经不调等疾病。

9-第九式前抚脘腹

刺激腹部相关经络穴位能够促进气血运行畅通无阻，通利经脉，促进腹腔脏器的血液循环，疏肝理气，调理脾胃，改善消化、泌尿、生殖系统功能。

10-第十式温煦脐轮

中医理论和传统气功认为，肚脐也就是中医里面说的神阙穴是人体生命之根，也是人体经络系统中奇经八脉中任脉的一个非常重要穴位。意守脐轮可以安神养气、培元固本，同时还可以促进心肾相交，调节阴阳，使大脑皮质细胞得到充分休息，从而使大脑的活动更加有序化，提高脑细胞的活动频率和效率，并使之处于较好的状态；同时，意守脐轮有助于交感神经系统紧张性下降，使情绪得到很好的调整，揉按腹部可疏通经络、调和气血，避免由于用意过重而出现结气现象。

11-第十一式摇身晃海

会阴穴，又称海底，位于前后阴之间，阴跷脉即处于此，其脉在尾闾前阴囊下，道家修炼言："此处为任督二脉之总枢，采炁之时以此为先"。此脉一动，诸脉皆通，本式内视海底，可畅通任督二脉，调和气血，引气归元，摇晃脊柱可强壮腰脊，同时可以按摩腹腔脏器，刺激、改善其功能。

12-第十二式鼓漱吞津

津液，被称为神水，乃天地之至宝，五行之秀气也，古人将"水"与"舌"合为"活"字，即取其意"舌上之水"，用以维持人体生命活动，通过舌头的不断搅动与鼓漱动作可以有效地促进唾液分泌。唾液具有杀菌、清洁口腔、防治牙龈炎和牙龈萎缩等作用，吞津不仅可以调节全身气息，灌溉五脏，还可以营养周身，有消食化瘀、延缓衰老、消除疲劳、促进健康的作用。

五、练习十二段锦的注意事项

1-结合自身，循序渐进

练习十二段锦时，应结合自己的身体情况，调整单个动作的幅度：年长者、身体素质较差者、无相关运动基础者可适当降低动作的要求，幅度做小，功架做高；年轻者、身体素质较好者，有过类似运动基础的人员可以把动作做到位，增加练习的次数与频率。同时，应注意循序渐进，不可操之过急，减少运动损伤。

2-强调用"心"，意境高远

《黄帝内经》曰："心者，五脏六腑之大主""心动则五脏六腑皆摇"。此处的"心"是指控制人体思维意识与七情五志的大脑，其与五脏六腑发挥生理功能具有密切关联。因而，练习中要排除杂念及不良情志问题，要集中意念，做到心境平和、凝心定志。练习不同动作时，根据不同的动作变化进入不一样的意境状态，意气相随，达到意、气、形集为一体，起到畅达气血运行、通经活络的作用。

3-自然呼吸，气息绵绵

调息是人体对于呼吸的锻炼，是指练习功法之人主动地调节呼吸，不断探究并运用自身情况及十二段锦动作之间相互协调统一的呼吸方式。练习功法时，呼吸和动作的配合要注意相关呼吸规律，呼吸方式必须均匀和缓、顺应自然、伸长，不憋气。同时应注意呼吸"量"和"劲"不疾不徐，逐步达到缓慢、深长、均匀的程度，使其发挥保养身体的作用。

第七节　五禽戏

一、概述与源流

禽，在古代指诸如禽兽的动物；五禽，指虎、鹿、熊、猿、鸟五种动物；戏，即游戏、戏耍。五禽戏，就是指模仿虎、鹿、熊、猿、鸟五种动物的动作和神韵而创编形成的一套健身功法。模仿动物的功法早在汉代之前就有，并有不同的流派，2003年国家体育总局组织专家在传统五禽戏基础上整理创编了新的五禽戏。新整理的五禽戏既保留了传统五禽戏的精华，又融入了现代特色，健身效果明显。全套功法包括10个动作，每戏2动，此种养生保健功法符合中医学基本原理以及五种禽类动物的秉性特点，并结合中医学脏腑经络学说，一方面有助于身体健康，能够达到养生保健的功效，另一方面，每一种禽戏都涉及到特定的脏腑经络，可以发挥各自独特功效，其动作包括仿效虎之威猛、鹿之轻灵、熊之稳健、猿之机警、鸟之飘逸，蕴含五禽的神韵，形与神俱，意气相合，动静相宜，内外协同。

二、五禽戏的动作要领

1-预备式、起势	①左脚侧开	②松静站立	③两臂前举	④屈收下按
2-第一式 虎举	①五指分开 ⑤拧握成拳	②拧握成拳 ⑥屈肘下拉	③屈肘上提 ⑦变掌下按	④变掌上撑
3-第二式 虎扑	①空拳上提	②虎爪前伸	③空拳上提	④虎爪下扑
4-第三式 鹿抵	①提脚侧起	②上步转腰	③后坐侧举	④收脚还原
5-第四式 鹿奔	①提膝提手 ⑤前移还原	②蹬脚伸臂 ⑥收脚跳换	③落脚扣腕	④后坐弓背

6-第五式 熊运	①熊掌贴腹	②右上环转	③左上环转	④送落还原
7-第六式 熊晃	①提髋屈腿	②落步前靠	③后坐摇肩	④前移晃膀
8-第七式 猿提	①戳手成勾 ⑤回正松落	②屈肘上提	③藏头缩项	④提踵转头
9-第八式 猿摘	①撤步看手 ⑤收脚握固	②收手转头 ⑥舒指看手	③腹前按掌 ⑦松落起身	④搂手摘桃
10-第九式 鸟伸	①屈膝合掌	②上举起身	③分手举腿	④屈膝合抱
11-第十式 鸟飞	①提膝平举	②屈膝合抱	③提膝上举	④松落还原
12-引气归 元、收势	①两臂侧起 ⑤叠于腹前	②内合下按 ⑥两手垂落	③内旋侧起 ⑦并步还原	④虎口交叉

三、五禽戏的运动特点

1-安全易学，左右对称

此功法动作简单，安全可靠，注重左右动作对称，身体平衡发展，既可整套练习，也可根据习练者自身的需求单独完成某戏。五禽戏属有氧训练，运动量与强度适中，习练者可根据自身基础调整动作的幅度，随着习练者对五禽戏的认识逐步深入，可进一步细化五禽戏的细节内容，并将呼吸与神韵加入其中，内外合一，进一步提高五禽戏的习练效果。

2-引伸肢体，动诸关节

五禽戏包括肢体的前俯、后仰、侧屈、拧转、提落、开合等动作，人体的颈椎、胸椎、腰椎等得到了较好的锻炼。功法以腰为主，带动肢体做运动，同时注重人体上肢、下肢远端细节的锻炼，充分舒展、导引肢体。

3 - 外导内引，形松意充

古人将导引解释为"导气令和，引体令柔"，五禽戏通过模仿动物形态，根据动作的升降开合，引导呼吸平顺徐缓，导引肢体松沉柔软。同时要求习练不同戏的过程中，想象各戏动物的状态，以达到神韵相随、内外合一。在保持正确姿势的前提下，身体尽量保持放松，做到舒适自然、松而不懈，只有身体松沉自然，才可以意引气，气贯全身，进一步达到增强人体免疫力及抗御病邪的能力。

4 - 动静结合，练养相兼

此种功法通过效仿五种禽类动物的身体形态舒展肢体，在特定的位置配合静功站桩，以此来调整气息与心神，从而达到"外静内动"的效果。肢体运动过程中，形显示于外，神贯注于内，不断切换肢体动作，调整心神变化，促使动静结合，练养相兼，进一步提高练功效果。

四、五禽戏的健身功效

1 - 第一式虎举

两掌上举与下按，配合吸气与呼气，升降相宜，达到调畅三焦气的运行、调理三焦机能的作用；通过拳、掌、虎爪等这些手型变化，可显著增强手指手掌的握力，加强手指手腕关节的供血量，加快局部血液循环速度。

2 - 第二式虎扑

此式动作对人体的脊柱有向前向后伸展折叠运动的要求，尤其是牵引腰部向前伸直这一动作，对提高脊柱关节的柔韧度有明显的作用，促使脊柱保持正常的生理弯曲，对体态改善有提升作用；同时，通过脊柱的运动，锻炼腰背部肌肉，增强局部肌力，改善腰肌劳损、习惯性腰扭伤等腰部疾患的症状，达到防治疾病的作用；此外，通过脊柱的向前向后伸展折叠动作，刺激任、督两脉，发挥调和阴阳、通经活络、促进气血运行的功效。

3 - 第三式鹿抵

此式动作中，腰部的扭转、转动与向左向右屈曲，使脊椎得到充分有力的转动，一方面增强腰部的肌力，另一方面通过运动燃脂，减少腰部脂肪堆积，达到塑身的目的；双目注视脚后跟，可加大腰部在扭转过程中的侧屈幅度，对腰椎小关节紊乱等情况具有良好的改善作用；"腰为肾之府"，运转尾闾，有助于强腰固肾、强健筋骨。

4-第四式鹿奔

通过向内旋转、向前伸直两只手臂，使得颈肩及背部肌肉得到有效牵拉，对改善颈肩综合征、肩周炎等肩部疾患有显著作用；屈曲背部、收缩腹部肌肉，对矫正脊柱畸形，增强腰、背部肌力具有较好的作用；向前落步时，气沉丹田，重心向后坐时，气达命门，加强人的先天之气与后天之气的交换，尤其是重心向后移动，使得脊柱后弯，内夹尾闾，后凸命门，打开大椎穴，达到疏利通调督脉经气运行、调动周身阳气运行的目的。

5-第五式熊运

锻炼腰椎与肌肉组织，有改善腰肌劳损以及局部软组织挫伤的作用；通过扭转腰腹部，两手掌进行画圆圈运动，畅达气机，改善血液循环，促进脾胃等相关脏腑的生理功能；通过腰腹部的扭动晃动动作，对消化系统及泌尿系统脏器进行主动按摩，改善胃胀胃痛、排尿不畅、腹胀纳呆等症状。

6-第六式熊晃

向左右两侧晃动整个身体，集中意念于胁肋部，达到疏肝理脾的目的；提起髋部行走，配合上脚步着地时的身体轻微震动动作，能显著增强髋关节附着的肌肉力量，提升全身平衡性，尤其缓解老年人下肢酸软乏力、髋关节损伤、骨质疏松症、双膝疼痛等临床症状。

7-第七式猿提

猿提动作的快速切换，旨在调节神经与肌肉的反应速度；两只手掌向上提起时，同时缩紧颈项，耸提肩部，含胸吸气，挤压胸腔及颈部血管；当两只手掌向下按压时，伸直颈部，下沉肩部，放松腹部，扩大胸腔体积，有效提升心肺功能，改善脑部的供血量，提高记忆力；提起脚踝并保持直立位，可显著增强腿部肌力，提高身体平稳度。

8-第八式猿摘

左顾右盼动作能够锻炼颈部，改善颈椎疾患，提高脑部的供血量，促进局部血液循环；同时，动作的多重切换，显著改善神经系统支配肢体运动的协调能力；习练动作时效仿猿猴在采摘桃果时欢快的心情，还能够显著降低神经系统的焦虑水平，防治抑郁、焦虑不安等不良情志疾病。

9-第九式鸟伸

两手掌向上举时吸气，扩大胸腔气体容量；两手掌向下按压时吐气，气沉丹田，一方面加强肺的吐故纳新功能，增加肺活量，另一方面改善慢性支气管炎、肺气肿等肺部疾患相关症状；两手掌向上举起，作用于大椎和尾闾，刺激、拉伸督脉；两手掌向后摆动，身体反弓，使任脉得到充分拉伸。反复进行松紧交替的练习，最终发挥疏通任督经气的作用。

10-第十式鸟飞

通过两只手臂的上下运动，改善胸腔气体容积，配合调匀呼吸，刺激心肺等脏气运行，加强血氧交换能力，提升脏腑功能；拇指与食指的上翘、紧绷动作，能刺激手太阴肺经，改善"肺主气、司呼吸"这一生理功能，提升心肺功能；抬膝独立，显著提升小脑支配人体平衡的功能。

11-收势、引气归元

引气归元就是平和人体的气息，将练功时所产生的内、外之气引入丹田，起到调和气血、畅通经脉、梳理脏腑的功用。

五、练习五禽戏的注意事项

1-强度适中，有始有终

练习五禽戏时需根据自身需求和个人身体状况调节运动的时长，每次练功时间控制在1小时以内。若运动时间过少，则起不到锻炼身体的效果，而锻炼时间过长，又容易造成机体疲劳，甚至引发意外。同时，练功过程中，如遇突发事件打断，需要有收势或者收功动作配合呼吸、意念进行调节，将身体、呼吸、意念回复于平静。

2-周身中正，身体放松

练功时应注意身体放松，周身中正。古人云："形不正则气不顺，气不顺则意不宁，意不宁则神散乱。"表明习练功法之人形态与姿势至关重要。练功起始保持头部、颈项正直，挺直腰背，放松周身肌肉，顺应自然，精神内守，安神定志，调匀呼吸节律，逐步进入状态。习练时要求动作符合要求，尽可能达到"演虎像虎""学熊似熊"。特别注意对动作的起始路线与运行轨迹要分辨清楚，不僵不滞，柔和灵活。

3-神韵相随，内外兼修

练习时要求神韵相随，内外兼修，模仿动物的外形神态，内外兼修，形神一体。所谓"戏"，就是玩耍、表演的意思，这是五禽戏与其他健身功法之间的区别。练好五禽戏，一方面要求模仿五禽的神韵，另一方面还要融入表演的情景中去，五禽的神态自然而然就会凸显，动作才生动形象，模仿逼真。虎戏要仿效虎的威猛；鹿戏要仿效鹿的轻灵；熊戏要仿效熊的稳健；猿戏要仿效猿的灵敏；鸟戏要仿效鹤的飘逸。

第八节　易筋经

一、概述与源流

易筋经是一套出色的健身养生功法，同时也是我国传统文化不可缺少的组成部分，在中医学和民族体育发展中有着深远的影响。易筋经源自我国古代的导引养生术，通过对湖南长沙马王堆汉墓出土的帛画《引导图》中四十多幅各种导引动作的考察，发现里面有易筋经中大部分动作的原型。2003年国家体育总局对易筋经进行修改，其编创的易筋经继承了传统易筋经十二式的精髓，格调古朴，蕴涵新意，融科学性与普及性于一体，各式动作连贯成有机整体，练习过程注重伸筋拔骨，刚柔相济，流畅自然，并以形引气，意随形动，全神贯注，精神集中。易筋经功法易于学习，便于训练，健身效果明显，备受健身爱好者喜欢。

二、易筋经的动作要领

1-预备式	①左脚开步	②两臂垂落	③全身放松	④呼吸自然
2-第一式韦陀献杵第一势	①两臂前举	②掌心相对	③屈肘回收	④拱手当胸
3-第二式韦陀献杵第二势	①抬肘侧开 ⑤怒目瞪睛	②向前平伸	③水平外展	④坐腕立掌
4-第三式韦陀献杵第三势	①松腕挑肘	②内收屈肘	③旋臂翻掌	④提踵上撑
5-第四式摘星换斗势	①握拳下拉	②舒指侧摆	③转体上拉	④两臂平展
6-第五式倒拽九牛尾势	①落手撤步	②两手握拳	③后坐回拉	④前移还原
7-第六式出爪亮翅势	①两手变掌 ⑤前推外撑	②内合回收 ⑥怒目瞪睛	③落肘夹肋	④展肩扩胸
8-第七式九鬼拔马刀势	①旋臂合掌 ⑤伸膝外展	②穿掌抡臂	③掩耳贴背	④屈膝内合
9-第八式二盘落地势	①侧开一步	②屈膝按掌	③旋臂翻掌	④伸膝上托
10-第九式青龙探爪势	①手臂侧起 ⑤探地转身	②屈肘龙爪 ⑥旋臂握固	③转体前探 ⑦上提起身	④俯身下按
11-第十式卧虎扑食势	①扣脚转身 ⑤俯身按掌	②收脚丁步 ⑥抬头起身	③弓步前扑	④卷身前扑
12-第十一式打躬势	①两手掩耳	②指鸣天鼓	③勾头俯身	④展腹起身
13-第十二式掉尾势	①拔耳推掌 ⑤抬头转髋	②十指交叉	③旋臂外撑	④俯身下按
14-收势	①两臂侧起	②内合下按	③收脚并步	④气归丹田

三、易筋经的运动特点

1-动作舒展，伸筋拔骨

练习易筋经过程中，有意识地、充分地伸拉、舒展、收紧、旋转上、下肢以及躯干部位，尽可能多方位与广角度地活动人体的骨骼和大关节，尤其是在功法的定势动作上呈现，主要是为了通过"伸筋""拔骨"等运动方式，更好地牵拉肢体各部位的肌群与筋膜。同时，肢体在闭链条件下完成各关节重复性屈、伸和保持，负荷适中，还可有效促进各关节的韧带、关节囊以及相关软组织的血液循环与营养代谢，加强人体肌肉、韧带、肌腱等各处的灵活性和柔韧性，促进骨骼的活动能力，加强肌肉的力量，从而达到保健身体、延年益寿的目的。

2-柔和匀称，轻盈协畅

新编的易筋经，每式功法的轨迹清晰明了，姿势舒展大方，动作之间的衔接简洁流畅，肢体运动姿势以简单的曲线为主，开合幅度以关节屈伸、环转的幅度为宜，前后相依、左右相应、上下相接、缓慢均匀。同时，要求肢体动作松紧结合，刚柔相济，肌肉相对放松，力量轻盈且圆柔，不可使用蛮力。动作的难度还可根据人群的不同而变换强度，不仅适合中老年人学练，也适合青壮年习练。动作的设计上下、左右对称，贯穿始终，协调统一，密切配合，呈现出动作连贯圆活、大方舒展、柔畅协调、动静相兼、刚柔相济的状态，给人以美的享受。

3-旋转屈伸，强调整脊

易筋经注重脊柱的调整，整套功法以脊柱为轴进行旋转、屈伸运动，包括脊柱左右旋转、屈伸的"九鬼拔马刀势"动作，包括前屈伸展、节节拔伸的"打躬势"动作，包括脊柱前屈、反弓状态下做侧屈的"掉尾势"动作。脊柱是人体的支柱，承担着支撑身体、保护脊髓内神经的重要功用，通过对脊柱的旋转、屈伸带动四肢与内部脏器的运动，有利于对机体进行更系统的调节，可达到健身防病、益寿延年的目的。

四、易筋经的健身功效

1-预备式

通过预备式动作，可以宁静心神，调整呼吸，内安五脏，端正身型。

2-第一式韦陀献杵第一势

运用平心静气、敛神的原则，结合人体的生理、经络气脉，通过两掌相合加上精神内敛动作，使人体气定神敛、气机均衡，这就是古人所说"神住气自回"的功法要旨。同时还可以促进机体的神经与体液调节，加强血液循环，促进消除疲劳。

3-第二式韦陀献杵第二势

通过两臂充分的舒展，配合立掌外撑的动作导引，能有效梳理上肢经络的运行，还可以调练心肺之气，提升肺的功能，加强肩、臂的肌肉力量，促进肩周围关节的活动功能。

4-第三式韦陀献杵第三势

通过两臂向上撑开并推举、两腿提踵的动作导引，可以有效调理三焦之气，充分发动三焦和手足三阴五脏之气，调节肩关节的活动功能，提升上下肢的肌肉力量，增强机体的稳定性，促进全身的气血循环。

5-第四式摘星换斗势

通过阳掌转阴掌（掌心向下）的动作导引，同时双眼注视手掌掌心，意守命门，能将发动的气机内收并沉入腰间两肾与命门穴，达到强健腰肾、延年益寿的作用，还可以有效加强颈、肩、腰等各处的活动功能。

6-第五式倒拽九牛尾势

通过扭动腰部并活动肩胛，可以很好地刺激背部夹脊、心俞、肺俞等穴，达到疏通穴位和调和心肺的作用；通过对四肢的锻炼，可以有效促进软组织的血液循环，提升上下肢的肌肉活动能力。

7-第六式出爪亮翅势

中医有"肺主气，司呼吸"的说法，通过手掌和双臂的前后伸推和屈收，不断地进行开肩挺胸的肢体导引，反复开阖云门、中府等穴位，加强人体和外界的气体交换，从而改善呼吸功能，推动全身气血的运行，进一步提高胸背部及上肢肌肉的力量。

8-第七式九鬼拔马刀势

通过身体的扭动、舒展等运动变化，促使全身真气开阖，人体的脾胃得以健运，肾脏得以强壮；还可以梳理通畅玉枕关、夹脊关等要穴，提升颈、肩、腰、背部肌肉力量，提高人体各关节的活动能力。

9-第八式三盘落地势

通过屈伸腿部并口吐"嗨"音，可以在胸腹之间对应地升降体内气机，达到心肾相交、水火既济的目的；还可以提升腰腹部及腿部力量，壮丹田之气，固腰肾之元。

10-第九式青龙探爪势

中医有"两胁属肝""肝藏血，肾藏精"的说法，肝肾同源，通过左右的转身探手以及身体的前屈扭转，可以使胁肋部不断地松紧、开合，起到疏肝理气、调节情绪的功效，同时还可以提升腰部及腿部肌肉的活动能力。

11-第十式卧虎扑食势

中医有"任脉为阴脉之海"的说法，任脉统领全身阴经之气。通过虎扑使身体后仰、胸腹伸展，能有效牵拉人体的肢体、躯干，使任脉得以疏利和调整，同时还可调节手足三阴经，改善腰腿的肌肉活动功能，起到强壮腰腿的作用。

12-第十一式打躬势

"督脉为阳脉之海"，通过机体的逐节牵引、屈伸运动，可以使颈、腰、膝以及胸腹等肌肉产生紧-松-紧的运动变化，通畅督脉，使全身经气得以发动，达到提升阳气、强健身体的作用；还可以极大地提升腰背及腿部的活动能力；"鸣天鼓"可以醒脑、聪耳、缓解大脑疲劳。

13-第十二式掉尾势

通过身体前屈，同时抬头、掉尾并左右屈伸，调节任督二脉及全身气脉，改善、强化腰背肌肉力量和脊柱的各关节肌肉与韧带的活动功能，此式过后全身气血通畅，心情平和。

14-收势

通过上肢的上抱和下引，引气归于丹田，使全身肌肉、关节得以放松。

五、练习易筋经的注意事项

1-精神舒缓，形神相因

在练习易筋经时需放松精神，平和心神，使意念自由引导。通常不要求意守人体的某个部位，而是意念随着身体动作的变化而运动，即在练习中，要以调身为主，通过运动变化让机体的每一部位、脏腑都得到充分的训练，从而导引气息的运行，意随形动，意气相随，起到健身养生的功用。

2-刚柔相济，虚实相兼

易筋经动作有刚和柔的变化，二者互相转化，张弛有度，虚实交融，具有阴阳对立统一的辩证关系，所以，在练习易筋经时，需虚实相宜，刚柔相济，既要区分刚和柔、虚和实，又要统一它们的关系，也就是我们常说的刚中带柔、柔中寓刚。动作过"刚"，会使人出现拙力、僵力，从而造成肢体损伤，而用力过"柔"，则会使人松懈和疲软，使健身作用大打折扣。

3-循序渐进，配合出声

在练习易筋经时，习练者要结合自身的年龄、体质、健康情况以及身体状态灵活调整各式动作的活动幅度；另外，易筋经在练习特定动作时，要求呼气时发声，目的是为了下蹲时气息可以下沉丹田，避免冲气上逆至头部，口吐"嗨"音即可使气沉丹田，强壮腰肾，因此，在练习某些动作中要求配合吐音、呼气，并注意口型变化。

第九节　大舞

一、概述与源流

　　"大舞"一词起源于罗泌的《路史》："阴康氏之时，水渎不疏，江不行其原，阴凝而易闭，人既郁于内，腠理滞著而多重腿，得所以利其关节者，乃制为之舞，教人引舞以利道之，是谓大舞。"在《尚书》里也有关于习练"宣导郁瘀""通利关节"的"大舞"或"消肿舞"的描述。《吕氏春秋·古乐》云："昔陶唐氏之始，阴多滞伏而湛积，水道壅塞，不行其原，民气郁阏而滞著，筋骨瑟缩不达，故作舞以宣导之。"《黄帝内经》曰："中央者，其地平以湿，天地所以生万物也众，其民食杂而不劳，故其病多痿厥寒热，其治宜导引按跷。"从以上文献的记述中可知"舞"与"导"是直接相关的，"舞""大舞"都属于"导引"的范畴，它们具有相同的功能。

　　除有关"大舞"的直接文献记载，湖南长沙马王堆汉墓出土的《导引图》人物中"舞"之特征和较多的"舞"之动作，也是编创大舞的重要史料。今天编创的大舞，立足于健身，突出了"通利关节，以舞宣导"的特点，应用了升、降、开、合的肢体动作，并配合呼吸、意念来调理脏腑，培补元气，疏通气血，康复疾患，从而达到健身的目的，这既是对5000年前中华文化的传承，又体现了与时俱进的思想，通过研究得到的这些共识，为编创大舞奠定了坚实基础。

二、大舞的动作要领

1-起势	①两手上托	②旋臂上抱	③内合下引	④屈膝按掌
2-第一式　昂首势	①开步侧起	②外旋翻掌	③屈膝挤肩	④抬头翘尾
3-第二式　开胯势	①提膝举臂	②弓步合手	③跟步屈肘	④开胯转头

4-第三式 抻腰势	①扣脚转身	②提膝蹬腿	③弓步前伸	④低头抻拉
	⑤提踵后坐	⑥抬头翘尾		
5-第四式 震体势	①两臂侧起	②屈膝合抱	③握固上提	④舒指下落
	⑤抡臂握固	⑤屈膝击腹		
6-第五式 揉脊势	①收脚侧起	②伸膝举臂	③转头侧倾	④起身还原
7-第六式 摆臀势	①勾头弓背	②合掌下蹲	③摆臀推掌	④环转肩胯
	⑤翻掌后穿	⑥侧起下按		
8-第七式 摩肋势	①伸膝侧起	②扣脚转身	③俯身抚足	④撤步摩肋
9-第八式 飞身势	①提膝举臂	②并步按掌	③旋臂转身	④平举还原
10-收势	①两臂侧起	②内合下按	③引气归元	

三、大舞的运动特点

1-以舞宣导，通利关节

大舞以古代朴实的舞蹈动作为基础，融合导引的"三调"，以舞宣导，通利关节。在人体运动中，骨起着杠杆作用，骨连结起着枢纽作用，而肌肉收缩则提供了动力。骨与骨之间的每个连结都是一个器官，它的形态结构随着人体内、外环境的改变而变化。大舞的最主要特点就是通利关节，以舞宣导，即通过肩、肘、腕、掌、指、髋、膝、踝、趾等关节的环转、屈伸等运动以及抻、拉、旋转、震、揉等方法舞动躯干，来梳理、柔畅关节的筋脉，从而疏通周身经络，调和气血运行，达到促进身心健康的目的。筋肉是人体外在的系统组织，脏腑是人体内在的系统组织。舞动的过程中，不仅通利、疏导人体外在系统组织，还揉按人体内在组织，以调和、舒畅五脏六腑的气血运行。

2-以神领舞，以舞练形

中医学认为"神"是人体的精血、津液、脏腑、经络、四肢百骸功能活动的外在表现，是人的精神意识活动，是人体生命活动的主宰者。《素问·灵兰秘典论》曰："心藏神""心者，君主之官，神明出焉"，又有"神乃形之主，形乃神之宅"之说，可见心神在人体生命活动中具有重要作用。大舞以优美的舞蹈元素为表现形式，其舞的神韵、舞的风采、舞的律动、舞的美感、舞的快乐等，均与心神密切相关，故功法注重以愉悦滋润舞姿，神态引领舞姿，用和谐的舞姿调和内心，同时通过舞姿的多种变化带动各关节、肌肉的活动，引导全身运动，并起到改善形体的作用。

3-古朴大方，外动内舞

大舞传承于古文化，动作朴实，节奏舒缓，舞姿柔和。这一特点主要来源于"外动内舞"的运动特征。"内舞"指经络、脏腑、气血的运行及其有规律的变化。"外动"指人体是一个有机的整体，有其内必有其外。在运用中医学原理对人体生理功能进行归纳总结的基础上，通过优美的舞姿来达到外导内引、内生外发、内外合一的目的，使原本外在的舞姿、动势对内在的生理活动起到推动作用。

4-身韵圆和，意气相随

"身"指身法，是外显的动作；"韵"指规律，是内在的表现。当艺术方面的"韵"与大舞的具体动作相结合时，就自然形成了大舞独特的律动性，体现出大舞的神韵和风采。大舞中身韵的表现，主要体现于意气相随中阴阳的开合变化，同时还十分注重臀部的摆动，其摆臀形成"三道弯"的动作，既体现了古老朴实的优美舞姿，又带动了脊柱的旋转、屈伸，导引了督脉气机，使日常生活中活动较少的部位得到了锻炼，还起到了牵引经络、筋骨与调和气血的作用。

5-刚柔相济，鼓荡气息

人是由不同的组织系统构成的有机整体，运动中各系统间是相互协调配合的，人的运动既是完美的"舞蹈"，又是可以发出不同音律的"乐器"。大舞就是这样的一种运动，它的舞姿不仅舒展大方、松柔缓慢，而且有着内在的阳刚之美。呼吸吐纳则是指在自然中鼓荡气息，即在舞动中，胸廓和腹部随着舞的抻、拉、旋转等变化，自然地扩张、收缩与起伏，呼吸也随之自然吐纳，在自然中鼓荡气息，达到揉按脏腑的作用。

四、大舞的健身功效

1-起势

气沉丹田，在内可以安定脏腑，在外可以松散筋骨，有利于气血运行、做好练功的前期准备。宁心、安神、定气，可有效地调节心理。

2-第一式昂首势

通过重复的脊柱反弓运动，可以不断刺激神道穴，有效地拉动椎间关节，进行下蹲动作还可增强下肢肌肉力量和身体平衡能力，对心、肺、脊柱有良好的调理作用。肌肉缓慢地交替收紧和放松，有助于增强神经系统对肌肉的支配和控制，提高肌肉的工作能力。脊柱的反弓和伸展胸腹动作，还有利于改善胸腔、腹腔的血液循环。

3-第二式开胯势

本式通过开合旋转来拉伸肩、髋关节，以肩领肘，以肘带手，可起到以大关节带动小关节的作用，在开胯时，脊柱侧屈和侧伸，双臂向左右伸展，牵拉肋部，同时配合外旋动作，协调形、气、神，起到疏肝理气、调节气血、增强力量、改善身体平衡的作用。

4-第三式抻腰势

通过缓慢而连续地拉伸手脚，伸展筋骨，打开督脉，调节三焦，刺激全身气血的流通，促进各个关节周围肌肉、韧带和软组织的气血运行。通过抬头、挺胸、塌腰、翘尾、在腹前合掌，可以打开任督二脉，调节心肺功能。脊柱反向牵引对颈椎、腰椎和下肢关节具有良好的保健和康复作用。

5-第四式震体势

通过左右旋转脊柱增强腰部肌肉的灵活度。通过对胆经的叩击，震动丹田，鼓舞正气，培补元气，濡养筋脉气血，提高机体的抗病能力。通过惯性垂落，利用四肢和躯干的惯性以及自身重力作用做被动牵引来伸展关节，可以牵引下肢髋关节、膝关节和踝关节，缓解长期超负荷引起的疼痛，对下肢关节具有良好的修复和保健作用。

6 - 第五式揉脊势

通过脊柱左右侧弯和伸展，增强脊柱关节周围韧带的弹性、伸展性并增强肌力，以维持关节的稳定性。通过腿部的屈伸和外旋，有利于疏肝理气、宣发肺气。

7 - 第六式摆臀势

通过摆动臀部的动作，以尾椎的运动带动脊柱的运动，然后再带动四肢的运动，可以按摩脊柱和内脏，增强腰部和髋关节的柔韧性。双手合掌旋转圆圈，将拉动肩部、肘部、手腕和掌指关节，促进关节柔韧、灵活。

8 - 第七式摩肋势

通过手臂摆动、攀爬、腿部屈伸的动作，使肌肉交替拉紧、松动，增强了肩关节的灵活性和下肢的柔韧性。通过双手按摩两胁和大包穴以及左右旋转脊柱，可以促进肝脾功能的发挥。

9 - 第八式飞身势

通过双臂的运动，调动全身气血，为收势做好准备；通过胸腹部肌肉的升降对内脏进行按摩；脊柱的扭转刺激中枢神经和神经根，牵拉内脏，在脊柱小关节上起到通络活血、调节筋骨的作用。

10 - 收势

收敛心神，引气归元。

五、练习大舞的注意事项

1 - 精神放松，气定神敛

习练大舞时，要求放松思想，排除杂念，进入自然唯美的练功状态，不刻意强调自身的意识活动，同时，平静与甜美的精神意识与优美快乐的舞姿和谐统一，做到身心合一，达到以舞宣导、气定神闲、更加有益于健身的效果。

2 - 呼吸自然，贯穿始终

呼吸自然、流畅、柔和、不喘、不滞，放松身体、平心静气有利于身心的放松，心平气和配合身体的动作变化，心形协调统一。同时，应避免在舞蹈动作与导引动作的匹配过程中产生"风""喘""气"的三相变化，即呼吸中有声（风相），无声而鼻中涩滞（喘相），不声不滞而鼻翼扇动（气相）。在大舞练功前，可使用缓慢深长的腹式呼吸调息，腹式呼吸可以使习练者达到放松的状态。练习后，用缓慢的深呼吸来调节情绪，可以使大脑和身体尽快摆脱疲劳，放松情绪，从而达到更好的健身效果。

3 - 神韵相随，应律而动

习练大舞时，应注意自身的心神与音乐韵律协调一致，习练者身心应融入音乐的旋律之中，轻身漫舞，在练功中放松，以缓慢舞动导引的身姿与跌宕起伏的音乐融为一体，绵绵不绝，缓慢推进。

第十节　六字诀

一、概述与源流

六字诀是一套以肢体动作结合呼吸吐纳、发声助力为主要运动形式的传统健身养生功法，关于六字诀的记载最早见于南北朝时梁代陶弘景所著《养性延命录》："凡行气，以鼻纳气，以口吐气，微而行之，名曰长息。纳气有一，吐气有六。纳气一者，谓吸也，吐气六者，谓吹、呼、嘻、呵、嘘、呬，皆出气也。"唐代名医孙思邈主张在习练六字诀之前先做导引练习，实现了导引术与六字诀的结合。中华人民共和国成立后，党和政府出于对民族传统体育项目的重视，对六字诀进行了收集整理，新功法简单易学，功效显著，不受场地和器材的限制，便于推广，适合不同年龄段人群习练。

二、六字诀的动作要领

1-预备式、起势	①两手上托	②旋臂下按	③屈膝拨掌	④收回静养
2-第一式 嘘字诀	①转身穿掌	②口吐"嘘"字	③屈肘收回	
3-第二式 呵字诀	①两肘上提	②屈膝插掌	③捧掌起身	④旋臂下插
	⑤口吐"呵"字		⑥屈膝拨掌	
4-第三式 呼字诀	①旋臂收回	②屈膝外撑	③口吐"呼"字	
5-第四式 呬字诀	①两臂下引	②屈肘上托	③落肘夹肋	④展肩扩胸
	⑤藏头缩项	⑥屈膝推掌	⑦口吐"呬"字	
6-第五式 吹字诀	①旋臂外展	②屈肘抚背	③摩运前摆	④口吐"吹"字
7-第六式 嘻字诀	①两手垂落	②旋臂弓背	③上提外展	④屈肘下按
	⑤口吐"嘻"字			
8-收势	①旋臂合抱	②虎口交叉	③叠于腹前	④环转摩运
	⑤两手垂落	⑥收脚并步		

三、六字诀的运动特点

1-读音口型，系统规范

六字诀在呼吸吐纳的过程中配合不同的口型与发声调整自身气息的升、降、出、入，形成"嘘、呵、呼、呬、吹、嘻"六种特定的吐气与发声方法，分别对应人体肝、心、脾、肺、肾、三焦六种脏腑，进而达到平衡气机的效果。字诀之间既是独立的个体，又是一个统一的整体，六字发声与口型之间相辅相成，在众多的功法之中独具特色。

2 - 呼吸导引，内外兼修

六字诀通过运用呼吸吐纳、吐气发声的方式，外导内引，内外兼修。发声助力可有效鼓荡胸腔与腹腔，疏通经络，调整周身气血运行，配合肢体开合提落，内调脏腑，外练筋骨。

3 - 舒缓圆活，动静结合

六字诀动作舒展大方，轻柔平和，如行云流水，绵延不绝，似人在气中，气与音融为一体，展现出独特之美，具有浓厚的气功特色。呼气发声时，要求均匀、细柔、长。动作导引意在舒缓圆活，配以静立养气，动静结合，养练并举。

4 - 简单易学，安全有效

在"嘘、呵、呼、呬、吹、嘻"六字吐气与发声的基础上，配合简单、经典的导引动作进行习练，同时，配以起势启动气机，配以收势引气归元，简单易学，便于操作，不受场地器材限制，安全可靠，外导内引，行之有效。

四、六字诀的健身功效

1 - 预备式、起势

练习者身心放松，心境平和，逐渐进入习练状态，可通过沟通任督二脉，运行全身气血，同时静坐凝神，养心安神，消除内心的疲劳和内心焦虑；通过两掌的上托、下按、外拨、内拢以及下肢的有节奏的屈伸，同时配合呼吸的吐纳，协调人体"内气"的升降开合，有助于全身气血旺盛通畅，同时可以调节、改善中老年的腰、膝关节功能。

2 - 第一式嘘字诀

"嘘"字诀对应肝脏，与五脏之肝相对应，口吐"嘘"字，双目圆睁，可以疏泄肝之浊气，调理肝脏，同时，双目圆睁，有利于舒肝明目；掌心穿过腰部到达对侧，动作轻柔，从左到右交替进行，外导内行，可调达肝气，调节气血运行。同时，左右旋转身体，拉伸和锻炼腰腹部的组织器官，不仅能提高中老年人腰部的肌力和消化功能，还能调节带脉，促进全身气的平稳升降。

3 - 第二式呵字诀

"呵"字诀对应人的心脏。口吐"呵"字可调节心功能。双手并拢上升，双臂旋转，翻掌下插，配合眼神变化，引导内外运动，使体内肾水上升，从而防止心火过亢，使心火下降来暖肾水，达到心肾相交、水火既济、调节心肾功能的作用。通过双臂旋转，手掌捧、翻、插、播，肩、肘、腕和手指关节做柔软和连续的屈曲、伸展和圆形旋转动作，不仅锻炼上肢关节的协调性和灵活性，同时也有助于防治中老年人上肢骨关节退化等疾病。

4 - 第三式呼字诀

"呼"字诀对应人体脾脏。口吐"呼"字能有效地释放脾胃浊气，调节脾胃功能；通过掌心与肚脐之间的收放，能引导内外运动，使腹部能进行大范围的收缩和舒张运动，从而有效地增强胃肠蠕动，起到补气健脾、消食和胃的作用。

5 - 第四式呬字诀

"呬"字诀对应人体肺脏。口吐"呬"字可以调节肺脏的功能。练习时展肩扩胸、藏头缩项，并且内收小腹，使自然界的清气和丹田之气布满胸腔，先天之气与后天之气在肺中相结合，改善肺脏的呼吸功能，促进肺内气血的充分融合和气体的交换；立掌展肩和松肩推掌，不仅能刺激肩颈穴位，同时也可显著改善颈部和肩背部的肌肉疲劳，防治局部肌肉劳损等疾患。

6 - 第五式吹字诀

"吹"字诀对应人体肾脏。口吐"吹"字可以宣泄肾之浊气，调理肾脏，"腰为肾之府"，肾脏位于腰部脊柱两侧，腰部功能的强弱与肾气的强弱密切相关。通过双手按摩腰腹部，可以发挥壮腰、补肾、延缓衰老的作用。

7 - 第六式嘻字诀

"嘻"字诀对应少阳三焦之气。口吐"嘻"字可以疏理少阳经脉，调畅周身气机。提手、分掌、外开、上举、内合、下按、松垂、外开等动作亦有助于调节周身气机，二者相辅相成，有利于调和全身气血。

8 - 收势

通过收气、静养、按揉脐腹，由练气转向养气，可以达到引气归元的目的，使习练者从练功状态逐渐恢复至正常状态。

五、练习六字诀的注意事项

1-校准口型，体会气息

六字诀通过吐气发声来强身保健，这是本法区别于其他健身养生功法的关键。六种口型所产生特定的六种气息通过不同的运动方式，在相应的脏器中起着不同的作用，因而习练者不仅要注意口型标准，还要掌握好吸气与呼气节律调节，保证呼吸细长柔缓。

2-寓意于气，寓意于形

六字诀强调习练者的意念、动作与吐气发声相结合，动作慢而柔，呼气平而长，寓意气与形。练习时需要协调自然，身心放松，使身体处于自然的状态，不要过分强调身体运动的幅度，不过分关注意念，宁心安神，使呼吸缓慢，脉率降低，保持身体内部的平衡，从而将气机的升降开合调整到最佳状态。如果过于注重意念，会使四肢僵硬，动作缺乏柔和，呼吸欠匀，势必破坏体内平衡，无法起到理气的作用。

3-关注呼吸，微微用意

六字诀习练时特别注重运用呼吸，六字诀中的呼吸方法主要是逆腹式呼吸，此法可以显著增大横膈膜升降幅度，刺激、按摩脏腑，促进周身气血的运行。初学者练习时，呼吸时配合微微用意，做到吐纳细柔绵长，有意无意，绵绵若存，切记不可使用蛮力、暴力。

第十一节　导引养生功十二法

一、概述与源流

关于"导引"一词，最早见于《庄子·刻意》："吹呴呼吸，吐故纳新；熊经鸟伸，为寿而已矣。此导引之士，养形之人，彭祖寿考者之所好也"。对导引的解释，各家看法不尽相同，有人解释为呼吸运动"令身囊之中满其气，引之者，引此归身内恶邪伏气，随引而出，故名导引"，也有人解释为"导引就是导气令和，引体令柔"，即为呼吸运动和肢体运动相结合。养生，也称摄生，是古人在不断的社会实践中，逐渐认识自然发展规律、人体生理活动以及疾病的发生发展变化规律，探索和积累促进身心健康、预防疾病发生的方法，并且在不断地发展与完善。"不治已病治未病""防重于治"的思想已成为后世的摄生理论。晋代葛洪云："养生以不伤为本。"导引养生功十二法是张广德教授根据自己多年的教学经验，在不断汲取摄生原理的基础上创编而成的。

二、导引养生功十二法的动作要领

1-预备式	①并步站立	②手叠关元	③周身放松	④平视前方
2-第一式 乾元启运	①开步侧起 ⑤收脚并步	②内合下按	③外旋侧起	④内合下按
3-第二式 双鱼悬阁	①转体摆臂 ⑤并步撑按	②丁步切脉 ⑥松落还原	③上步摆臂	④后坐合手
4-第三式 老骥伏枥	①开步托掌 ⑤上提起身	②屈肘握拳 ⑥弹指侧开	③旋臂上穿 ⑦收脚并步	④马步勾挂
5-第四式 纪昌贯虱	①并步握拳 ⑤回身转正	②开步推掌 ⑥松落还原	③松腕握拳	④转体拉弓
6-第五式 躬身掸靴	①并步握拳 ⑤掸靴握拳	②旋臂上举 ⑥上提起身	③回正按掌	④俯身摩运
7-第六式 犀牛望月	①开步撑按 ⑤松落还原	②平移松腕	③转体亮掌	④回身转正
8-第七式 芙蓉出水	①开步合手 ⑤两掌上托	②上体起身 ⑥侧落还原	③弹指侧开	④叉步握拳

9-第八式 金鸡报晓	①提踵勾手	②屈膝合掌	③勾手举腿	④松落按掌
10-第九式 平沙落雁	①两臂侧起 ⑤并步落手	②叉步屈肘	③下蹲推掌	④松腕起身
11-第十式 云端白鹤	①翘脚提手 ⑤落踵还原	②旋转摩运	③屈膝前摆	④提踵抖腕
12-第十一 式凤凰来仪	①旋臂侧起 ⑤穿掌外撑	②提脚合手 ⑥松落并步	③上步勾手	④后坐转正
13-第十二 式气息归元	①两臂侧起	②屈膝合抱		
14-收势	①内旋侧起	②掌叠关元	③松落还原	

三、导引养生功十二法的运动特点

1-养生理法，源于易医

导引养生功十二法就是在易、医养生理论的指导下创编而成的，首先，从《周易》的动静观来看，导引养生功十二法既强调运动对生命所产生的效应，所谓"流水不腐，户枢不蠹"，又强调"动勿过极""劳则适度"的养生思想，所谓"动中有静，静中有动"。这种养生观正是《周易》乾坤两卦一主阳动、一主阴静在导引养生功十二法中的具体体现。

2-功走圆道，天人合一

导引养生功十二法中有很多的曲线，它与人体各个部位的弧线以及宇宙万事中大小不等弧度线相呼应。它可以促使机体的各个关节灵活，肌肉、骨骼以及韧带强健，更为重要的是它更加注重与人体各脏腑的气机变化共同升降、协调和统一，这充分彰显了人与天地共脉搏、与日月共呼吸的统一关系，即"天人合一"的整体观，无疑在增强体质、防治各种疾病及延年益寿方面有着一定的效果。

3-逢动必旋，工于梢节

导引养生功十二法注重"逢动必旋"，要求"动"从旋中始，"作"自绕中停，旋转可以适当牵拉神经、肌肉、骨骼、关节，增强刺激，从而进一步改善身体运动功能，促使骨骼更加坚硬、肌肉更加发达，并增强关节的灵活性和稳定性。与此同时，导引养生功十二法非常重视"工于梢节"。梢节，就是指远端肢体的腕、踝、指、趾，在中医学中，手三阴、手三阳、足三阴、足三阳之原穴所在正是腕、踝关节附近，这也是功法工于梢节的原因所在。

4-意形结合，意如清溪

意，是指意念；形，是指姿势。练习导引养生功十二法时，既要求姿势正确到位，即所谓动作导引，又强调排除杂念，净化大脑，即所谓意念导引，还要求意念导引和动作导引紧密结合起来，以不同的动作结合意守不同的穴位，达到强身健体的效果。

5-动息相随，动缓息长

练习导引养生功十二法要求动息相随、动缓息长。柔和缓慢的动作与气息相随，相互协调，动中求静，调和经络气血，平衡脏腑阴阳，平和心肺气机，促使神经系统宁静。导引养生功十二法中的"息"指细、匀、深、长的腹式呼吸，一吸一呼为一息。由于导引养生功十二法的动作柔和缓慢，所以其呼吸必须细匀深长，方能做到动息相随。

6-健内助外，命意腰际

所谓"健内助外"，简单地说就是首先要进一步改善体内五脏六腑的功能，进而提高四肢、躯干的筋、脉、肉、皮、骨等功能的方法。肝、心、脾、肺、肾五脏属阴，胆、小肠、大肠、胃、膀胱、三焦六腑属阳。五脏主藏精，六腑主化物。阳者主表，阴者主里，一脏一腑，一阴一阳，一表一里，相互配合，方保证人体的安康。所谓命意腰际，如同习武当中的"主宰于腰"，就是说将腰际作为练功重点。

四、导引养生功十二法的健身功效

1-第一式乾元启运

通过旋转、升降两臂，可以有效地通畅手太阴肺经和手阳明大肠经，同时还可以很好地防治伤风感冒、支气管炎等呼吸系统有关疾病。气沉丹田，排除杂念，净化心灵，可以补中益气，扶正固本，增强体质，和胃健脾。

2-第二式双鱼悬阁

通过该动作的习练，可以有效提高肺的吐纳功能，缓解咳喘等呼吸系统疾病症状，同时还可以加强脾胃的消化，改善消化不良、胃脘疼痛等症状，并能提高肾的固摄能力，对人体的生殖、泌尿系统疾病有很好的调治作用。

3-第三式老骥伏枥

点抠劳宫穴可以有效提高心脏功能，对心脑血管疾病症状有一定减轻效果。适当刺激如屈腕成勾手、叠腕、卷指以及按摩肺经原穴太渊、心包经原穴大陵、心经原穴神门等有利于强心益肺、补益中气、壮补元气、强身健体。

4-第四式纪昌贯虱

两手握拳，点按劳宫穴能有效清心降火；拉弓射箭动作有助于调和心肺，舒胸畅气；意守命门和脚跟侧蹬的动作可以充分刺激涌泉穴，有助于滋阴补肾、固肾壮腰。

5-第五式躬身掸靴

前躬作用于腰部和人体督脉，腰为肾之府，是肾脏精气濡养之处，肾与膀胱相表里，而膀胱经又经过腰部，此外，督、冲、带诸脉亦分布于腰部，因此，经常进行"躬身掸靴"动作的练习可以有效地滋养肾阴、温肾壮阳、纳气归肾、固肾壮腰、健脑增智。

6-第六式犀牛望月

通过转颈旋腰可以有效地疏松颈项部和腰背部的肌肉、韧带，缓解肢体各部位的疼痛与僵硬，畅通手三阴、手三阳经脉，有助于补心益肺、通调三焦、润肠通便；意守命门和脚跟侧蹬的动作可充分刺激涌泉穴，有助于滋阴补肾。

7-第七式芙蓉出水

通过习练该式动作可以有效疏通手三阴经和手三阳经脉，从而达到养心补肺、润肠化结、调畅三焦的作用，亦可疏通足三阴经和足三阳经脉，有助于健脾益胃、疏利肝胆、温肾壮腰。此式为全身性运动，可以使五脏六腑的机能有效提高。

8-第八式金鸡报晓

通过脚跟拔起来刺激涌泉穴，可以有效疏通足少阴肾经，滋补肾阴；成勾上摆、变掌下按的动作，有助于疏通手三阴、手三阳之原穴，从而达到通经活络、补益心肺、疏导三焦的目的。

9-第九式平沙落雁

意守劳宫可以调畅手厥阴心包经，促进血液运行；两腿屈伸、下蹲抓地的动作可以通畅足之三阴与足之三阳经脉，在一定程度上可提高脾、胃、肝、胆、膀胱、肾等脏腑机能。

10-第十式云端白鹤

脚趾上翘，刺激足少阴肾经之井穴涌泉穴，可以充分激发与启动其经脉，滋补肾阴；合谷捻揉大包的动作不仅有助于润肠通便，还有助于健脾和胃；双手在头部以上旋腕亮掌的动作可以通调三焦、通利水道。

11-第十一式凤凰来仪

旋转身体、两臂有利于通畅任督二脉、手三阴与手三阳经脉；屈腕成勾手可以充分刺激手三阴、手三阳经之井穴和原穴，还可以提高心、肺、大肠、小肠等脏腑的机能；脚趾上翘能够有效刺激足三阴、足三阳经之井穴、原穴，改善肝胆、脾胃、膀胱、肾等脏腑机能。

12-第十二式气息归元

关元穴位于任脉之上，属丹田之穴，是足三阴经脉与任脉的交会穴，又是小肠的募穴。古人认为关元穴是人身元阴元阳交关之处，是一个保健强身长寿要穴，故以意引气归关元，有助于培补元气，固本助阳，滋养脏腑，调和阴阳。

五、练习导引养生功十二法的注意事项

1 - 充分热身，适宜着装

习练导引养生功十二法时，应穿着宽松有弹性的衣裤、练功鞋或者平底有弹性的运动鞋，去除无关饰品配件，同时，积极做好热身活动，充分抻拉肢体肌肉、韧带等组织，注重小关节特别是下肢关节的预热，避免运动损伤。

2 - 动作柔缓，意形结合

导引养生功十二法习练过程中应注意动作缓慢柔和，肢体速度不宜过快，身体不可僵硬，同时外形动作配合意守。从练功的角度讲，意念与外形动作有效结合，根据不同的动作，意守不同的位置，可以达到更好的习练效果。

3 - 循序渐进，持之以恒

习练导引养生功十二法时，应选择空气清新、环境幽静的地方，始终保持全身放松、心情舒畅，同时应注意习练要循序渐进，不能急于求成，特别是年老体弱者，在习练过程中，动作的幅度、运动量、呼吸以及次数的多少都要根据自身的情况进行调整，量力而行，同时还要树立信心，持之以恒，坚持不懈。

第十二节　马王堆导引术

一、概述与源流

马王堆导引术的编创主要取自于《导引图》中动作姿态的引入。《导引图》的绘制距今已有两千多年的历史，是迄今我国考古发现中时代最早的一卷中医健身图谱，为我国古代医疗体育的发展作出了巨大贡献。马王堆导引术从《导引图》中选取了17个动作。起势动作为导引图中的一个行气图式，收势动作以三环抱气动作收尾，协同发挥了气归丹田、宁心安神的作用，整套功法体现了中医学"形神合一"的整体观，通过调畅经络、理气和血、调和阴阳来达到健身养生的目的。整套功法动作的编创与设计主要围绕肢体的开合提落、旋转屈伸、抻筋拔骨进行，符合体育运动的基本规律。动作伸展，松紧适当，张弛有度，舒缓灵活，形意相随，身心合一，全套功法的演练只需17分钟，适合各个年龄段的人群。

二、马王堆导引术的动作要领

1-起势	①两臂外旋	②提踵上托	③内旋按掌	④松落还原
2-第一式 挽弓	①扩胸展肩	②转体抻拉	③回正松落	
3-第二式 引背	①提踵拱背 ⑤收脚还原	②上步摩肋	③后坐勾手	④前移按掌
4-第三式 凫浴	①开步侧起 ⑤内合下按	②并步划水	③转头顶髋	④旋腰起身
5-第四式 龙登	①两脚外八 ⑤提踵上撑	②屈蹲插掌 ⑥内合下按	③手捧莲花 ⑦点按大包	④直立上抱 ⑧自然垂落
6-第五式 鸟伸	①脚跟外展 ⑤俯身按掌	②内旋侧起 ⑥抬头前看	③外旋合抱 ⑦勾头卷身	④仰身后引 ⑧松落起身
7-第六式 引腹	①收脚并步 ⑤松落还原	②两臂侧起	③旋臂顶髋	④穿掌撑按
8-第七式 鸱视	①上步摩肋	②举臂踢腿	③勾脚探视	④松落并步
9-第八式 引腰	①掌收腹前 ⑤提肩远观 ⑨松落并步	②摩运带脉 ⑥落肩还原	③抵腰前推 ⑦旋臂弓背	④俯身摩运 ⑧上提起身
10-第九式 雁飞	①旋臂上举 ⑤松落还原	②松落屈蹲	③转头下视	④转正平举
11-第十式 鹤舞	①开步举臂 ⑤伸膝外撑	②屈膝按掌 ⑥松落还原	③伸膝平举	④屈膝屈肘

12-第十一式仰呼	①两臂上举 ②抬头侧落 ③旋臂回正 ④两手松落 ⑤提踵提手 ⑥松落摩运
13-第十二式折阴	①上步举臂 ②后坐旋臂 ③收脚拢气 ④向下抱气 ⑤上托捧气 ⑥内旋下按 ⑦自然垂落
14-收势	①两臂内合 ②外旋摩肋 ③虎口交叉 ④叠于腹前 ⑤松落按掌 ⑥并步还原

三、马王堆导引术的运动特点

1-循经导引，形意相随

马王堆导引术最为突出的特点是循经导引，全套功法十二式动作编排与十二经络理论进行了有效地结合。在习练动作时，提前了解经脉的循行路线便于掌握功法的动作要领，也会更好地协调习练者的形意气，循经导引的关键因素是要将意念活动与形体运动相互融合，让呼吸频率与形体动作相互统一。

2-旋转屈伸，舒缓圆活

马王堆导引术的许多动作都是通过旋转、屈伸肢体去按摩脏腑，旋转与屈伸有利于内脏发挥生理功能，可以增强身体各个肢体关节的灵活度。马王堆导引术动作柔和平缓，姿势舒展大方、变化多样，可以让习练者更舒服地进入练功状态。

3-抻筋拔骨，松紧交替

拉伸肌肉和骨骼，能充分拉动人体各部位的肌肉、韧带等结缔组织，同时配合有节律的呼吸、松紧结合的运动，从而达到"引体令柔，导气令和"的目的。

4-吐故纳新，身心合一

健身气功与其他体育运动的区别就在于健身气功更加强调呼吸，注重身心合一，马王堆导引术整套动作的练习都要求呼吸平静自然，流畅和谐，精神内守，气沉丹田，心身运动相互协调，达到身心融合的练功状态。

四、马王堆导引术的健身功效

1-起势

通过两掌上下运动的抬按并配合呼吸节律的变化，能更好地引导清、浊二气的上下运动。通过提掌压掌、压脚跟、抓地的动作，可以改善习练者手脚末端的气血循环，达到温煦手足的效果。

2-第一式挽弓

通过扩胸、伸臂、伸肩、抬头、提臀等动作，能刺激内脏，拉动颈肩肌肉，有利于防治颈肩运动不适症状。同时，还可以配合呼吸吐纳，减轻胸闷、哮喘等症状。

3-第二式引背

通过伸展手臂和拱背的动作，充分拉动身体的肩背部肌肉，有效改善肩背部肌肉的不适感，拉动身体两侧，刺激肝胆，配合近距离和远距离视物动作的变化，预防和调节眼睛的不适感。

4-第三式凫浴

以腰部为纽带，左右摆动手臂，将身体转到臀部上方，可以有效减少腰部脂肪的堆积，从而起到塑身的作用。转动腰部和摆动手臂有利于改善肩部和腰部运动不适的症状。

5-第四式龙登

伸开双臂可以调节人体的三焦，有效减轻胸闷、气郁、气喘等不适症状；提踵而立可以增强腿后肌肉的力量，提高人体的稳定性；通过身体的拉伸、弯曲和蹲下，进一步运动全身，改善颈部、肩部、腰部和腿部的运动不适。

6-第五式鸟伸

通过展伸前臂，可以使人体的颈、肩部不适得到有效的预防与调治。通过脊柱的蠕动变化，可以预防、调治腰背部的运动不适症状。

7-第六式引腹

双臂内旋外展有利于肩、肘、手运动不适的防治。通过髋关节的左右扭转，配合手臂的上下伸展，可以有效刺激内脏，从而有效改善消化不良和腹胀症状。

8-第七式鸱视

通过伸臂和拉肩、头颈部向前运动的动作变化，能有效预防和调节颈肩部的运动不适。通过抬腿和踢腿动作，身体的平衡能力得到明显提高，对腿部运动不适也有很好的预防和调节作用。

9-第八式引腰

通过肢体的前俯与后仰、侧屈与扭转可以充分锻炼机体的腰背部肌肉，在躯体前俯到达位置以后，拧转颈项，有利于预防与调治颈、背部的运动不适。

10-第九式雁飞

身体左右倾斜、左右手臂上下调整位置，可以更好地调理体内气血的运行，有调和气血、宁心安神的功用。

11 第十式鹤舞

两臂有节律地前后摆动并配合躯干的左右扭转，可有效促进周身的气血运行，对颈部、肩部、背部、腰部运动不适有很好的调治作用。

12-第十一式仰呼

两臂上举外展、挺胸塌腰配合呼气可改善气喘、胸闷等不适症状，同时可以预防和调治颈、肩运动不适。立足可增强下肢后肌群的肌肉力量，拉长足底的肌肉与韧带，提高人体稳定性。

13-第十二式折阴

通过手臂的伸展和旋转，可以有效地预防和调节肩部运动的不适。折叠与前俯身体变化可以有效刺激内脏，同时可以预防与调治脊柱各关节的运动不适。

14-收势

平和气息，引气归元，静养心神。

五、练习马王堆导引术的注意事项

1-循序渐进，避免损伤

练习马王堆导引术时，应根据自身情况，制定完整的练习计划，根据计划，渐练渐进，逐步提高，不可操之过急。练习时动作幅度可根据自己情况进行调整，前期降低动作的幅度与难度，同时在熟练掌握技术动作之前，不可急于强调呼吸与意念的运用，避免运动损伤。

2-注意着装，热身充分

练习马王堆导引术时，应穿着练功服与练功鞋，摘除无关配件与饰品。同时，充分热身，有效拉伸肢体韧带、肌肉等组织，达到微出汗状态，为正式练功做好前期准备。

3-强调呼吸，身心合一

马王堆导引术习练过程中，要求习练者根据自身情况，选用自然呼吸或腹式呼吸，呼吸采用细、匀、深、长的方式，同时，要求运用意念辅助肢体动作的完成，达到身心合一的状态。

第五章
现代运动养生方法

　　自1952年6月10日，伟大领袖毛泽东同志为中华全国体育总会题词"发展体育运动，增强人民体质"以来，以运动促健康的理念也逐渐深植于国人的思想当中。随着当前社会中亚健康人群数量不断增加，越来越多的人选择以运动的方式来养生。现代运动养生方法以其独特的趣味性、竞技性和多变性而广受人民群众的喜爱。面对种类繁多的现代运动养生法，如何选择适合自己的运动，在运动过程中应注意哪些要领和事项，诸如此类问题均需要习练者在运动前所熟知，方能事半功倍地起到养生保健之功效。本章内容选取了五项技术难度较低的运动（慢跑、徒步、骑自行车、广播体操、跳绳）和五项需要一定运动技巧的运动（游泳、瑜伽、健身操、羽毛球、乒乓球），分别将每项运动的概述、源流、锻炼要领、健身价值和注意事项做相关介绍，以期使读者对现代运动养生方法有一个全面系统的认识，并根据各项目特点结合自身情况去选择适合自己的运动。

第一节　慢跑

一、概述与源流

　　慢跑又称为健身慢跑，属于有氧运动，早在《黄帝内经》中便有记载："夜卧早起，广步于庭。"此处所提到的"广步"即指慢跑。古代在交通不便的大环境下，人的双腿便成为了最普及的"交通工具"。20世纪60年代，由俄勒冈大学田径教练、耐克公司创始人之一的鲍尔曼（William J. Bowerman）与心脏病研究专家哈里斯（W. E. Harris）针对长期伏案工作人群所共同编写的《Jogging: A Physical Fitness Program for All Age》一书将慢跑作为一项大众健康运动方式进行宣传，从而使其由一种交通方式逐渐演变为便利且收效颇丰的健身方法。慢跑几乎不受场地和器材的限制，并能够有效起到强身健体、塑形燃脂、平和心情、磨炼意志等诸多作用，是一项低投入且高回报的、广受人民群众喜爱的运动方式。

二、慢跑的锻炼要领

1-规范动作

慢跑运动有别于竞技性中长跑，动作应以避免损伤为出发点。在进行慢跑练习时，头与颈部应保持正直且目视前方，仰头、低头跑步均会对颈椎造成一定损伤；躯干不宜过度前倾或后仰，反之会影响身体重心的平衡；肘关节弯曲至90°并保持放松状态，配合腿部动作、摆臂，幅度不宜过大；落地时避免足跟或全脚掌先着地，此易造成胫骨损伤，应采取前脚掌落地的方式给予胫骨和足弓充分的缓冲作用。

2-控制负荷

作为有氧运动，慢跑时运动负荷不宜过大，在控制匀速的基础上缩小步幅，减慢步频，尤其是老年人选择慢跑作为锻炼方式时，应保持120~130米/分的慢速度进行，心率以控制在本人平素心率的60%~70%为宜。

3-调整呼吸

有氧运动需注意对养分的摄取，可根据自己的身体状况和运动经历对呼吸方法做相应的调整，建议采用两步一呼、两步一吸的方式，在保证摄氧量的同时还能够延迟"极点"的到来。没有慢跑习惯的人群在初跑时偶有呼吸不畅的状况，也叫做"岔气儿"，均匀的呼吸能够有效地避免此类情况，为了增大肺通气量，建议采用口鼻同时呼吸的方法。如慢跑时呼吸困难、胸闷难受，应停止慢跑。

三、慢跑的健身价值

1-增强心肺

慢跑作为一项便于长期坚持的运动，对于心肺功能的改善较明显，主要表现在提升肺活量和摄氧量、增加心脏每搏输出量、改善供血能力等方面。长期坚持慢跑的人群心跳速度较常人更慢，安静时心率可低于每分钟60次，被称为生理性窦性心动过缓（不同于病理性窦性心动过缓），从而使心脏的舒张期延长，以便心肌得到充分的休息，避免过劳。同时，随着肌红蛋白和心肌收缩蛋白含量的增加，处于心肌当中的毛细血管会大量新生，供血量随之增加，从而达到心肌纤维变粗、提高心脏收缩力、加大心容量等功效。中长跑运动员的心容量可高达1015mL，远超常人765~785mL的心容量。

2-燃脂塑形

具有低负荷、长时间等特点的慢跑属于有氧运动，长期坚持可使运动时长控制在30~40分钟以上，在代谢脂肪的同时促进人体新陈代谢；长期慢跑还可使肌肉线条更修长，从而达到塑形美体的功效，是健康减肥的首选方式之一。

3-提神醒脑

脑力工作者长期在室内面对书本和电脑，经常会感到困倦与疲劳，很大程度上是由于人员密集的室内环境中氧气较稀薄，脑供养不足引起的。慢跑能够提升最大摄氧量，在运动后便会有神清气爽之感。

4-放松精神

当今社会的的生活节奏普遍较快，人们承受着较大的精神压力。上班族和学生在工作和学习之余选择慢跑这种低成本且易于坚持的运动作为爱好并长期坚持，有益于释放压力，从而舒缓紧张的情绪，达到放松精神、愉悦身心的效果。

四、慢跑的注意事项

1-热身运动

在慢跑前务必做热身运动，尤其是冬天，热身的内容以拉伸腰部、腿部肌肉和活动膝、踝关节为主。中老年人在热身运动后不宜直接开始跑动，应先以快走的方式持续做热身运动，直至身体感觉微微出汗时方可开始慢跑。跑步结束后不宜立即静止，骤然停止此运动会产生心脑缺血等诸多风险。正确的做法是以快走的方式继续行进3~5分钟，待心率趋于平缓且肌肉节律收缩稳定后方可休息。

2-运动时长

慢跑的运动时间须根据自身年龄、健康状况和运动习惯等因素而异。身体状况较好且有较好运动习惯者可将运动时间控制在40~60分钟内，中老年人在慢跑时应循序渐进，运动时间不宜超过30分钟。

3-运动装备

慢跑运动的习练者应至少准备一至两套纯棉或速干材质的运动服，并挑选舒适合脚的专业慢跑鞋。根据个人喜好与气温选择运动发带、防晒衣、护膝、头戴式MP3播放器等相关运动配件。

4-天气与场地

进行慢跑运动前需提前了解当日天气，如高温、雨雪、雾霾、大风等特殊天气时不宜进行户外运动，可在室内运动场中或跑步机上进行锻炼，避免在慢跑过程中佩戴口罩，导致摄氧量不足，从而引发头晕、胸闷等症状。

第二节　徒步

一、概述与源流

徒步行走是人类与生俱来的能力，也是最原始的出行方式，早在《东周列国志》中便记有"孔父嘉弃了乘车，跟随者止存二十余人，徒步奔脱"。纵观悠久的历史长河，徒步作为一项生存技巧和迁徙方式在一系列重要的社会活动中立下了汗马功劳。随着社会的发展与科技文明的进步，便利迅捷的现代交通工具在很大程度上取代了双脚。生活在高楼林立、车水马龙的都市中，人们对大自然的向往和对运动养生的重视也将徒步由传统意义上的出行方式演变为一项新兴的户外运动。徒步运动区别于传统意义上的散步，也与竞技体育中的竞走项目有所不同。广义上讲徒步是在城郊、乡村或山林中以中长距离走路的方式起到强身健体之效的运动。同时根据徒步运动所选择的区域之别，可以分为城市近郊、乡村田野、山涧丛林、沙漠荒原、雪原峡谷、平原古道、丘陵草地、环湖之畔等多种类型徒步，但是在大多数情况下徒步是在城郊和乡间进行。根据运动距离的长短不同，徒步可分为三类：短距离徒步的距离范围为15千米内，中距离徒步的距离范围为15～30千米，长距离徒步的距离范围则是大于30千米。徒步的受众范围较大，且在户外运动中有着举足轻重的地位，是典型的户外运动之一。短距离徒步由于运动方式比较简单，对技巧和装备的要求较小，常常作为一种休闲方式而被广大群众所喜爱。

二、徒步的锻炼要领

1-出行计划

科学的徒步运动计划是徒步的首要前提。运动前应推选出经验丰富的领队和组织团队，并根据徒步的行进线路、往返距离、医疗救援、出发时间、地点等因素做一个周密、细致的方案。组织者需要充分了解和掌握徒步行程中的天气情况、行走沿途的地形、难度系数和风险系数等，并提前做好应对突发事件的预案，以便在遭遇风险时能做到从容应对。

2-必备物资

进行徒步锻炼其次是要配置充足的装备物资，包括户外背包、速干材质的服装、远足鞋、遮阳帽、太阳镜、手表、应急药品、食物、饮用水、地图、头灯、指南针、登山杖、毛巾、塑料袋、防水袋、后备衣物、照相机等。在南方徒步应准备防雨、防暑衣物；在北方则应准备些质轻、防风、保暖性能好的衣物御寒。

3-徒步技巧

徒步运动时要采用符合个人习惯的步姿行走，不要急于赶路，要按计划、有节奏地行进。避免走平坦的公路，要沿着小路或起伏不平的路边行走。徒步过程中人体内的水分通过汗液排出体外，大量出汗容易造成体内电解质紊乱从而导致虚脱，故徒步前可准备些淡茶水并加入适量食盐以便随时饮用，以防运动途中产生虚脱的情况。如果穿着新鞋或鞋不合适而产生磨脚，亦或由于步姿不规范，行走时感到脚某个部位有疼痛感、摩擦感，可在该处贴一块医用胶布，以便预防脚部起疱。

三、徒步的健身价值

1-提升心肺功能

徒步运动对人的心肺功能有很大益处。长期坚持徒步运动能提高心肌功能，增强血管弹性，降低血脂、血液黏稠度和血小板的聚集率，从而避免高黏血症、心脑血管栓塞或破裂等疾病和意外的发生。与此同时，长期坚持徒步运动能增强肺组织的弹性和呼吸肌的收缩能力，改善肺的通气和换气功能，提高人体的吸氧能力，并能够有效预防中老年人慢性支气管炎和其他肺部肿瘤疾病的发生。

2-改善消化功能

徒步运动能增强人体胃肠道的蠕动功能和血液循环能力，刺激消化液的分泌，促进营养物质的消化和吸收，降低胃炎、肠炎、便秘、腹泻以及胃肠部肿瘤的发病率。

3-健身愉心

徒步运动能够激发成骨细胞的活性，刺激生长激素的释放，预防骨质疏松。还可以增强肌肉力量，提高关节灵活性，降低骨折、肌肉拉伤、骨关节脱臼等损伤发生的概率。身处于大自然中的户外徒步能够有效锻炼大脑，增加大脑供血量，提高思维活动能力，使大脑变得灵活，思维清晰，继而消除疲劳，缓解精神紧张和焦虑情绪，改善睡眠质量。

四、徒步的注意事项

1-服从指挥

徒步运动多发生于户外，地形复杂且存在不可抗拒的风险因素。面对突如其来的危险时，徒步者常会因极度恐慌而错过最佳的规避时机，延误救援工作，从而造成不可挽回的伤亡惨剧。领队在徒步运动团体中处于主导地位，对于风险的辨识和判别能力较强，能够在面临危机状况时提出相对正确的应对措施，如若处理得当，则能够有效降低伤亡和损失，故而在徒步过程中如遇危险，应保持镇定并配合领队的安排，切忌擅自离队。

2 - 自救救援

前文提及在户外徒步时会面对各种始料不及的自然环境风险，如山洪、泥石流、雷雨等。面对不可预估的危险和山区郊外远离医院的窘境，一套完善的自救救援体系成为户外徒步运动中不可或缺的要素。一个完整的户外徒步团体至少需要一名从事医疗护理工作或有相关教育背景的团员担任队医，以便在其他成员受伤且不能及时前往医院进行救治时采取相应的急救措施，为送医施救争取到宝贵时间，避免二次伤害。

第三节　自行车运动

一、概述与源流

自行车，又称为脚踏车或单车，是一种起源于欧洲的绿色环保型交通工具，也是20世纪主要的出行方式之一。随着家用机动车和公共交通的普及，自行车的代步价值也随之被取代，然而，越来越多的人选择以骑自行车的方式作为日常锻炼的方法。自1896年雅典奥运会将自行车运动列为比赛项目后，自行车山地越野赛和小轮车越野赛（BMX越野赛）也相继在1996年亚特兰大奥运会和2008年北京奥运会上被列入比赛项目当中，随之而来的便是骑行运动的兴起和大批骑行爱好者的出现。健身房中比较热门的动感单车运动便是骑自行车的衍生运动方式，深受以减脂塑形为目的的爱好者追捧与喜爱，然而室内的空气质量较差，因此若条件允许且天气尚佳，选择户外骑行则更有益身心健康。

二、自行车运动的锻炼要领

1 - 准备工作

在户外骑行之前，应选择一辆适合自己的山地自行车（非竞速自行车，宜选择配备前避震器、粗胎纹轮胎的平把车）以应对各种路况。此外，需提前准备骑行装备如下：头盔、手套、护膝、骑行服、护目镜、水壶等，选择远途骑行的习练者还需在自行车上装配驮包和简易的修车工具如小型气筒、补胎工具和备用链条等。骑行前根据身高腿长将车把和车座调节至适宜的高度，务必检查车闸、车铃是否灵敏，夜骑的时候更要检查车灯是否工作。热身运动也是骑行前必不可少的准备工作之一，需拉伸腿部韧带并活动手腕、脚踝和膝关节。如在马路上骑行需遵守交通规则并控制好速度，切忌占用机动车道。

2-踏蹬方法

常见的骑行踏蹬方法有脚尖朝下式、自由式和脚跟朝下式三种。现将三种方法的运动原理以及优缺点简介如下。

（1）脚尖朝下踏蹬法的原理是在整个踏蹬旋转过程中脚尖始终向下，这种方法踝关节活动范围较小，有利于提高频率，容易掌握，但腿部肌肉始终处于紧张状态，不利于自然通过临界区。

（2）自由式踏蹬是大部分自行车运动员所采用的方法，其原理就是脚在旋转一周的过程中，根据部位不同，踝关节角度也随着发生变化。自由式踏蹬符合力学原理，用力的方向与脚蹬旋转时所形成的圆周切线相一致，减少了膝关节和大腿动作幅度，有利于提高踏蹬频率，自然地通过临界区，减少死点，大腿肌肉也能得到相对的放松。

（3）脚跟朝下式踏蹬法是指脚尖稍向上，脚跟向下8～15°，这种方法在正常骑行中很少使用，只是少数人在骑行过程中作过度性调剂用力时才使用脚跟朝下式踏蹬方法。它的特点是让肌肉在短时间内改变用力状态，得到短暂休息，从而达到恢复肌肉疲劳的目的。建议初练者选择脚尖朝下式蹬踏法，待掌握相当丰富的骑行经验后再学习自由式踏蹬法。

三、自行车运动的健身价值

1-改善心肺功能

骑行跟跑步一样，是一种很典型的有氧运动，而有氧运动最大的好处就是可以增强心肺功能，并且在骑行的过程中，我们需要均匀地呼吸来保障氧气的摄入，可以增加肺活量，因此骑行是促进心肺健康的良好运动方式。长期坚持骑行能增加体内血红蛋白的数量，提高机体抵抗力和大脑皮质的工作效率，降低心脑血管疾病的发病率。

2-燃脂塑形

骑行时，每次踏蹬过程中腓肠肌、股四头肌与臀大肌协同发力完成动作，为掌握车把的稳定性与平衡性则需要肱三头肌与斜方肌持续发力。因此，骑行是一项全身运动，是靠小腿、大腿、臀部、腰背、上肢和肩部肌群协同发力而完成的，长期坚持能够增强肌肉耐力，并能够有效燃烧囤积脂肪，改善并塑造优美的肌肉线条，以达到燃脂塑形之功效。

3-放松心情

骑行也是为数不多的可以一边运动一边放空思想的运动。在压力较大或心情抑郁的时候，骑着单车，驶向一条风景优美的路途，沮丧的心情可以得到有效缓解，因此经常骑行对减轻心理压力及防治抑郁症有益。

四、自行车运动的注意事项

1-运动时长

骑自行车需根据自身需求和个人身体状况调节运动时长。如果只是想单纯锻炼身体，而不是追求极端的骑行目标，每次骑行控制在半小时至1小时之间即可。若运动时长少于半小时，身体还没有被充分调动起来，也就没有办法达到消耗脂肪、减肥的目的，而超过1小时，则容易造成人的疲劳，容易发生意外危险事故。有一定骑行运动经历者可参加团体户外骑行，在运动的同时充分享受大自然之美，健身愉心两不误。

2-控制车速

非竞速骑行以有氧代谢为主，习练者应采用较慢的速度来降低负荷量，进一步延长运动时间。当骑行在较为平坦的路面时，车速宜控制在20～30km/h之间，如骑行至较复杂地形时，应将车速降至15～20km/h以内。平缓的车速能使骑行者保持均匀有序的呼吸，并能在遇到突发状况时从容不迫地采取制动措施，及时规避风险。

第四节　游泳

一、概述与源流

　　游泳有实用游泳、竞技游泳之分，作为常见的生存能力之一，早在五千年前便有记载游泳运动的史料。无论是为了捕猎、逃避猛兽或是遇上海难时得以自救，游泳都是一门重要的求生技能。有特定技术要求并按游泳竞赛规则进行竞赛的竞技游泳项目早在1986年第一届奥运会就被列为正式比赛项目。同时，随着生活水平的提高，越来越多的人也意识到通过健身来养生的重要性，游泳项目也被人们广泛认可为最完美的健身运动之一。由于水中具有浮力，游泳不会给踝、膝、腰等关节增加过多的负担。常见的泳姿有蛙泳、自由泳、蝶泳和仰泳，四种泳姿均为水平状态，不受重力影响，能够充分保证脊柱和关节在近乎为零的压力负荷中运动，其无损健身的功效得到了健身人士的一致好评，被誉为"21世纪最受喜爱的运动"。

二、游泳的锻炼要领

1-换气技巧

　　习练者在初学游泳时会因难以掌握换气技巧而产生一定的畏惧心理，多次遭遇呛水后便会对该运动望而却步。游泳时的换气技巧要分为水上和水中两个部分进行练习。当头部高于水面时，应屏住鼻腔并尽量张大口吸气，在保证足够摄氧量的同时避免吸气时鼻腔中残留的水珠进入气管，从而导致呛水；吸气后将头部降至水平面以下，利用口鼻缓慢均匀地呼气，待完成吐气后屏住口鼻，将头部升至水面以上并重复上述的吸气环节。初学者可先在浅水区原地练习换气，待熟练此技巧后方可根据不同的泳姿来做出相应的调整。

2-常见泳姿

　　（1）蛙泳：蛙泳是四种泳姿里最简单的，是初学者入门的基本。顾名思义，蛙泳是模仿青蛙游泳动作的一种姿势，其动作要领分为内外划手、收蹬腿：手臂外划时双手前伸，手掌倾斜约45°，内划时掌心由外转向内，由下向上在胸前并拢前伸；收腿时先屈膝，脚跟向臀部靠拢，蹬腿即是通过屈髋和伸膝将腿伸直的过程。其动作组合为手外划时抬头换气，内划时收腿低头憋气，双手前伸时蹬腿吐气。

（2）自由泳：自由泳属于竞速泳姿，通过自己的脸朝两边摇头呼吸，手臂划水、双脚打水来产生推进力。手臂在水下曲线划水，从侧面看，手相对于身体的划水轨迹为"S"形；打腿动作从髋部开始发力，大腿带动小腿做鞭状动作。自由泳的动作组合形式多样，常见的是每划水2次腿部打水6次，伴随1次呼吸。

（3）蝶泳：蝶泳在四种泳姿中发展得最晚，由于它的腿部动作酷似海豚，所以又称为"海豚泳"。蝶泳对爆发力要求较高且泳式技术复杂，在教学中通常将其安排在其他三种泳式之后学习。蝶泳的划水路线一般为"钥匙孔"形，两手在胸下或腹下时距离最近，以保证其前后划水路线较均匀。与自由泳不同的是，蝶泳时四肢动作为双臂和双腿均同时协调发力。

（4）仰泳：仰泳又称背泳，是一种人体仰卧在水中的游泳姿势，也是唯一在比赛中允许运动员在水中开始的姿势（其他泳姿在比赛中均由跳水开始）。仰泳时需保持水平的身体姿势，躯干和肩随手臂动作绕纵轴转动，总有一侧肩部不露出水面；两腿交替做鞭状上下打水，上打水时要快而有力，脚略内旋并绷直，下打水时则腿和脚自然放松；其动作组合为每划水2次，腿打水6次，伴随1次呼吸。

三、游泳的健身价值

1 - 改善心肺功能

由于水温较低，在游泳时会促进新陈代谢与血液循环，且水的阻力远高于空气阻力，长期坚持游泳运动对增强心肌和增大心腔容量有明显的效果。游泳运动还对提高肺活量有明显的作用，同时能增强呼吸肌肌力，使换气更顺畅，对肺脏功能大有裨益。

2 - 减脂塑形

有氧运动的减脂效果远远高于塑形效果，而游泳却具有兼顾减脂与塑形之效。游泳作为一项全身运动，身体的每个部位都承受着水的阻力，一次有氧游泳相当于进行了全身的器械健美，且训练的强度可根据自身条件来进行调节，既能有氧燃脂，又可美体塑形。

四、游泳的注意事项

1-安全常识

游泳运动存在一定的潜在危险，初学者在进行游泳运动前需要全面了解该运动的安全常识。

（1）初学者应选择配备专业救生员的游泳池，不做跳水、潜水等具有一定难度和危险系数的动作。

（2）切忌在空腹、饱食、酒后、剧烈运动后、感冒和月经期进入泳池。

（3）应尽量避免在水库、河流交汇处等水况不明户外地形处游泳。

（4）可根据需求选择泳镜、鼻夹、耳塞、浮漂等装备，室内游泳应佩戴泳帽。

2-热身运动

由于水温较冷且阻力较大，在进行游泳运动前淋浴并做热身运动，对于防止在水中肌肉抽筋或拉伤有着至关重要的作用，并能够有效调动肌肉关节与内脏器官的活跃性，以满足运动需求。热身运动应分为地上与水下两个环节，在下水前，应通过绕场地慢跑、坐位体前屈、扩胸振臂、弓步压腿、肩膝绕环等准备活动来提高肌肉温度并将各肌群充分拉伸。在进入游泳池后应屏住呼吸，将全身浸泡于水中，随后通过换气练习、原地踩水和蛙泳腿等动作以保证身体迅速适应水中温度。完整的热身运动时长应保持在10~15分钟，根据个人体质和运动习惯进行相应调节。

第五节　瑜伽

一、概述与源流

瑜伽起源于古印度，是一项集哲学、科学和艺术于一身的能量知识修炼方法。瑜伽在古印度语中的本意是一种用于驾驭牛马的工具，其引申含义包括连结、一致、和谐、统一和平衡等。随着生活水平的提高，健康越来越受到人们的广泛关注。瑜伽经过千百年的锤炼与发展，也逐步成为一项能使身体、心灵与精神和谐统一的运动方式，通过习练瑜伽，可起到身心整合、强身健体的功效。

二、瑜伽的锻炼要领

1-呼吸法

呼吸是瑜伽的精髓，也是初习瑜伽者需要特别关注的要点。常见的呼吸法有胸式呼吸和腹式呼吸。胸式呼吸与日常呼吸方式接近，其要领为吸气时胸部隆起，肋骨向上向外扩张，腹部不动并保持平坦，呼气时，胸部放松，肋骨向内向下收缩；腹式呼吸又被称为横膈膜呼吸，其要领为吸气时保持胸腔不动并直接将气深吸至腹部，随着腹部的不断扩张，横膈膜随之下降，呼气时，腹部向脊柱的方向收紧，当空气排出后横膈膜会随之上升。由于腹式呼吸与日常呼吸有所区别，初学者在习练时选择仰卧式会容易掌握。进行腹式呼吸练习时，需尽可能拉长呼吸的周期，并且保证呼气和吸气的比例是1：1。

2-热身环节

在习练瑜伽前应先进行冥想调息和体式拉伸等热身环节。在冥想调息时应选择舒适的坐姿（如简易坐或半莲花坐等），腰背直立，双手结智慧手印，在音乐的伴奏下闭目并以腹式呼吸的方式体会空气在体内流转并将浊气排出体外。在反复调息至均匀顺畅且身心平静时，可选用山式站立、风吹树式、站立伸展式、腰转动式、前屈伸展式等简易体式完成颈肩、腰背、四肢等部位的肌肉拉伸和手腕、手指、髋部、膝踝等关节的放松练习。

三、瑜伽的健身价值

1-改善脊柱

久坐或长期面对电脑的上班族因不规范的坐姿会导致颈椎不适、肩背发紧、腰部酸痛等症状，瑜伽的体位练习如半莲花脊柱扭转、转躯触趾、侧角伸展、三角转动等可以活化细胞，舒展肌肉、关节和脊柱，改善腰酸背痛等病痛，并能作用于内部器官、腺体，甚至作用于精神，使身体各系统保持良好的状态，提高机体免疫力。

2-减肥美体

瑜伽是一种强度较小的有氧运动，瑜伽呼吸法的摄氧量远高于日常呼吸，能够有效代谢体内脂肪，从而达到减肥的效果。瑜伽的体式有大量拉、伸、弯、扭、叠、倒立等独特的姿势，并强调每个姿势要保持一定的时间，再配合深呼吸，能充分锻炼其他运动不可能锻炼到的部位，起到美体塑形的功效。

3-缓解压力

现代快节奏的工作和生活使人们承受较大的压力，从而使人失眠多梦、精神萎靡，严重者还会导致抑郁症等心理疾病。瑜伽冥想能够帮助练习者缓解和释放压抑、忧郁等负面情绪，让内心世界变得祥和平静。同时，练习瑜伽能够使注意力更集中，从而提升学习和工作效率，促进自信心的构建。

四、瑜伽的注意事项

1-预防损伤

瑜伽的动作多以伸展和肌肉扭转为主，且动作幅度较大，初习练者往往会因为肌肉和关节间黏滞而导致受伤。在习练时应缓慢完成动作，并在安全的范围内进行伸展，不必一味追求动作的幅度，只要伸展至自身极限即是正确的姿势。要根据自己的身体条件做相应的练习，年长或患有特殊病症者应先征询医生的意见并选择性习练瑜伽，如患高血压、心脏病、脊椎受损者等均不适宜做倒立及强度、难度大的姿势，避免做腹部高于心脏的姿势。

2-习练时长

瑜伽是以静力性用力为主，属于中小强度的有氧运动，每周应保持3次以上练习，时间间隔过长就不能保持瑜伽练习效果的延续，因此，每周练习瑜伽适宜的次数是3~7次。为了提高心肺循环系统的耐力，至少应持续进行20~30分钟且以不超过90分钟为宜。练习瑜伽没有具体的时间规定，只要符合自己生活工作规律的时间就是适宜的时间。一天当中，清晨、黄昏、晚上睡前都是练习瑜伽的好时机。一般来说，除进餐后（2~3小时内）不宜立即练习瑜伽，一天中任何时间都可以练习。

3-放松休息

在结束了一次完整的瑜伽运动后，应利用放松术使身心得到充分的休息。摊尸式是常用的放松术之一，简单易学且适用于大部分人群在习练结束后进行放松。在完成了所有体式的练习后，习练者平躺在垫上，双脚打开，略宽于臀部，双脚外翻，手臂自然放置于体侧，双手手心向上，闭上双眼，感受深缓的呼吸游走于四肢百骸直至发丝的过程。保持15～20分钟后将意识逐渐收回，缓慢睁开双眼并以手肘撑地，侧身缓慢坐起。在以摊尸式进行放松时切忌进入睡眠状态，应在全身放松的状态下保持意识伴随呼吸游走于全身的过程，方能起到缓解身心疲劳的休息作用。

第六节 健身操

一、概述与源流

健身操又名健身健美操、大众健美操，属于健美操项目的一个分支。早在古希腊时期便有"体操锻炼身体，音乐陶冶精神"一说，为此后健美操运动的发展指引了方向。随着竞技健美操赛事在全球的普及，健身操凭借动作简单、花样多变、节奏速度和运动强度适中等特点广受运动爱好者的青睐。与竞技健美操不同，健身操的种类繁多，受众面广，适合不同性别和年龄段的人群习练，是很好的体育休闲娱乐项目，在众多健身操类别中，徒手健美操凭借其简单易学且风格多变等优势广受健身爱好者好评。

二、健身操的锻炼要领

1-徒手健美操

徒手健美操包含传统有氧健美操和不同风格健美操。传统健美操是健身性健美操的核心内容，其他不同风格的健美操均是以传统有氧健美操为基础来进行创编的。如结合拳击、武术、跆拳道等搏击动作元素创编而成的搏击操；加入拉丁舞基础动作并采用拉丁音乐作为伴奏的拉丁健身操；融入街舞元素的街舞健美操等。此类健美操均是以单个步法或步法组合配合上肢动作，在节奏感强烈的音乐伴奏下进行的。

2-中老年健身操

近年来，越来越多的中老年人喜欢在广场上跳健身操，以期起到增强体质、娱乐放松的效果。在中老年健身操的动作编排过程中，无论是形式的区别、锻炼部位的不同、力度的大小、节奏的快慢以及负荷的强弱，均要将增强老年人体质放在首位，才能使其有兴趣去参与习练。在设计中老年健身操的动作时应将简单易学、易掌握的动作作为首选。涉及的关节主要是颈、腰、肩、髋、膝和颈椎关节，动作的幅度不宜过大。跑跳过程中，多以走跑交替为主，以间断性小跳为主，方向变化不宜过多，且呼吸自然，动作缓和而有节奏。胸廓的动作幅度可以加大，以增强肺组织功能，提高内脏器官的新陈代谢。

三、健身操的健身价值

1-改善身体机能

长期坚持健身操运动，可使习练者心肌增厚，血管弹性增强，同时能够改善呼吸系统功能，增加呼吸时气体交换量，从而起到提高心肺功能的效果；健身操的全方位动作较多，长期练习能够有效刺激胃肠蠕动，从而改善消化系统功能。

2-改善体形

不良的身体姿态会影响脊柱正常发育，从而导致含胸驼背，甚至是脊柱弯曲。通过长期习练健身操能够矫正不良的体态。健身操作为一项全身有氧运动，在减脂的同时还会锻炼胸背部肌肉，使体形更匀称优美，从而达到塑形美体的功效。

3-提高身体素质

健身操是一项要求力度和幅度的身体练习，经常参加健身操运动可使肌肉力量得到增强，并提高肌腱和韧带的弹性，从而改善力量和柔韧性。健身操的动作路线、类型和力度不断变化，可使神经系统更灵敏，从而提高机体协调性。

四、健身操的注意事项

1-准备工作

在进行健身操运动前，应做好如下准备。

（1）健身操的动作组合中穿插着大量的跳跃动作，应提前安排好进食时间，运动前两小时与运动后半小时内不要进食，避免因消化不良引起恶心、胃疼等症状；可在运动前适当补充糖分，如巧克力、饼干、水果等，避免在运动中出现低血糖或其他不适感；运动过程中因出汗较多，应以少量多次的方式及时补充水分和电解质，以淡盐水或运动饮料为宜。

（2）进行健身操运动前应换上运动装与运动鞋。运动服选择纯棉或具有吸汗速干功能材质且应具备一定弹性，尺码不宜过大，避免大量出汗后衣物黏在皮肤上导致肢体产生束缚感；运动鞋选择专业的健美操鞋或轻便的橡胶底慢跑鞋，能够对脚踝起到一定的缓冲作用，切忌穿着低于脚踝的船袜，避免鞋帮与脚部的摩擦。

2 - 热身运动

在习练健身操前，需根据练习内容和温度等因素安排相应的热身运动。如选择运动负荷相对较高且对柔韧性有一定要求的健身操（如搏击操、尊巴健身操等）作为练习内容时，应在运动前保证不少于10分钟的热身运动，其内容应包括慢跑暖身、关节绕环和肌肉拉伸这三个必备环节。冬季室温较低时，应适当延长慢跑暖身的时长，待身体微热出汗时再进行拉伸练习。健身操的音乐节奏较快，在做较大幅度的动作组合时易出现肌肉拉伤和关节扭伤等意外，做好热身运动能够充分调动肌肉关节和各脏器的活跃性，可有效减少受伤概率。运动结束后应做整理运动并稍事休息，待身体逐步趋于平静、舒展后方可进行沐浴更衣。

3 - 控制节奏

健身操的习练者务必根据自身体质来控制动作的速度、力度、组数和间歇时间。跳健身操必须掌握好节奏，不宜过快。快节奏的跳操不仅不能起到锻炼作用，还容易让运动量超负荷。健身操是持续、有规律、以健身健心为目的的运动，适中的节奏更能使人精神焕发、心情愉悦，其健身效果也会更明显。

第七节 广播体操

一、概述与源流

广播体操是一项受众群体较高且广受好评的群众体育运动，作为徒手操的一种，广播体操只需要有限的场地就可以开展，通常跟随广播进行锻炼，也可以用口令指挥节奏。1951年11月24日，国家体育总局的工作人员杨烈与刘丽珍等专家通过考察借鉴前苏联的"卫生操"和日本的"辣椒操"而创编出中华人民共和国第一套广播体操，时至60年后，2011年8月，中华人民共和国国家体育总局正式颁布了第九套广播体操，也是当前最新的一套。第九套广播体操总时长4分45秒，共8节，这套具有科学性、时代性、规范性的广播体操融合了保龄球、武术、踢毽子、现代舞和游泳等运动元素，突出了健康欢乐的时代风格。广播体操具备动作流畅、简单易学、衔接自然、负荷适中、音乐优美和习练方便等特点，适于工间、课间和闲暇时间进行锻炼，是实现"发展体育运动，增强人民体质"这一目标最方便、最有效的运动之一。本部分所介绍的内容均为最新的第九套广播体操。

二、广播体操的锻炼要领

1-伸展运动

学习伸展运动的难点在于1～2节的蹲起动作与上身各运动部位的协调同步，习练者应牢记转头与侧开步是同时且同侧进行，随后并步时须半蹲并曲臂低头。

2-扩胸运动

本节与传统的扩胸运动不同，第一拍伸臂和弯腿、第二拍曲肘和转体均为同步进行，且每一拍的手臂动作都需要先经由两臂前举来完成，习练者需将上肢动作熟练掌握后再与下肢动作同步练习。

3-踢腿运动

练习踢腿运动时难点在于第一拍的侧踢腿和第三拍的后踢腿这两个单腿支撑动作对身体平衡的掌握。伴随两次抬腿动作的两臂侧平举和侧上举能够为保持身体平衡起到一定作用，且第二拍的下蹲动作也能够为两次单腿支撑起到较好的衔接作用，需反复练习。

4-体侧运动

体侧运动的第一、三拍分别为开步与收脚下蹲，伴随着三次方向各异的手臂摆动，使初学者造成应接不暇之感。掌握上肢动作的要领在于牢记双臂沿顺时针接逆时针再回顺时针的运动轨迹做相应摆动（以左脚开步为例，右脚开步则反之），同时躯干遵循直立接侧弯再回直立的运动轨迹，与手臂动作相呼应。

5 - 体转运动

本节的难度在于第二、三拍的转身击掌和转身手臂上举动作是在两个相对的方向上完成，其间身体要转180°。初学者需牢记击掌转体的方向即是开步方向，手臂上举转体的方向则与收脚方向相同，通过下肢的运动轨迹来协助记忆上肢的转体方向。

6 - 全身运动

全身运动包括手臂、躯干和膝盖三个环节，第二拍体前屈与第三拍下蹲的动作较难掌握。学习此节的技巧在于将前后两拍的动作进行分类。第一、二拍的动作要点在于双手伴随躯干的曲张分别做下、上两个方向的交叉，属于上肢运动；而三、四拍的动作为收脚屈膝和起身直立，属于下肢运动。

7 - 跳跃运动

前六节的动作均为四拍换向重复，而跳跃运动则是八拍无换向重复，并且是本套广播体操动作中节奏最快、运动负荷最高的一节。在练习本节动作时需要牢记第一、三拍为前后开步，五、七拍是左右开步，而所有的偶数拍均为并脚动作。

三、广播体操的健身价值

1 - 缓解疲劳

学生和伏案工作者因长时间保持坐姿且处于室内环境，久而久之便会因大脑缺氧而犯困，且长时间面对书本和电脑会对视力和脊柱造成一定的损害。在工作和学习之余坚持做广播体操，户外的阳光和空气可以使大脑在得到充分休息的同时缓解久坐引起的腰椎、颈椎酸痛，对矫正姿态、缓解视疲劳也颇有好处。

2 - 热身作用

广播体操可作为清晨起床后和从事剧烈运动前的热身运动。因运动负荷和运动时长适中，做一套完整的广播体操可使人体少许出汗，促进血液循环和新陈代谢的同时还能够刺激胃肠蠕动，有消除困意和促进排便的功效；一套规范的广播体操动作组合从伸展运动至整理运动，包含了躯干、上肢和下肢的锻炼，可以使全身大部分肌群和关节得到拉伸与放松，是一套不折不扣的全身运动，能够有效规避剧烈运动所造成的一系列运动损伤。

四、广播体操的注意事项

第九套广播体操动作从上肢到周身，由简单至繁琐，根据锻炼时运动负荷的增长曲线可将其分为三个环节：预备节内容为原地踏步，共两个八拍，作为热身环节；第一至七节均为四个八拍且运动负荷与伴奏速度递增，作为锻炼环节；第八节整理运动共两个八拍，以原地踏步和基本体操动作为主，作为放松环节。习练者需根据三个部分的不同分工来控制总负荷量，切忌忽视热身与放松环节，以免造成负荷骤然增加或降低引起关节和脏器不适，从而使其运动价值大打折扣。

第八节　跳绳

一、概述与源流

跳绳运动在我国已有数千年的历史，早在《北齐书·后主纪》中便有"游童戏者好以两手持绳，拂地而却上"的记载，自魏晋后，历朝历代均有对跳绳活动的记载，从透索、跳索、白索、绳飞直至民国后才正式更名为跳绳。跳绳所需的装备十分简单，只需一条绳、轻便衣服及一双舒适的运动鞋便可；此外，跳绳所需的场地也不大，无须租借特别场地，参与人数不限，可单独一人或多人进行。从运动量来说，持续跳绳10分钟与慢跑30分钟或跳健身舞20分钟相差无几，是一项耗时少、收效大的运动。

二、跳绳的锻炼要领

1-单人跳绳

跳绳分单人跳绳和集体跳绳，初学跳绳者建议从单人跳绳练起。单人跳绳分多种花式，最简单的有双脚同时起跳、左右脚交错跳。增加难度以后有双飞，即跳离地面一次，绳子要甩过脚下两次。三飞的难度更大，为人跳离地面一次，绳子要快速甩过脚下三次，对于弹跳力和滞空时间有较高要求，对身体素质的要求也较高。练习者在掌握双飞后可以尝试跳花和反跳。跳花是指双手把绳子一正一反进行交叉跳，使绳子在空中的环形是180°的来回翻转；反跳是指双手把绳子由前往后背反方向甩，与常规的由后向前的方式相反。跳花和反跳比较考验身体协调性，属于技术性要求很高的跳法，建议练习者在积累了相当的跳绳经验后再尝试。

2-集体跳绳

集体跳绳也称为"跳大绳"，是一种双人甩长绳多人参与的跳法，要求每个参与者在冲进和逃出绳圈及时正确，跳时有转"圆圈"和走"8字"几种线路。单人排队进出为一种式样，双人同时进出难度增大。集体跳绳要求甩绳者和跳绳者配合默契，如果跳的持续时间较长而不轻易失败，就像团体杂技一样，具有观赏价值。

三、跳绳的健身价值

1-强身健体

跳绳能增强人体心血管、呼吸和神经系统的功能。跳绳是全身运动，人体各个器官和肌肉以及神经系统同时受到锻炼和发展，长期坚持对预防诸如糖尿病、关节炎、肥胖症、骨质疏松、高血压、肌肉萎缩、高血脂、失眠症、抑郁症、更年期综合征等多种病症有较好的效果。

2-有助减肥

跳绳的减肥作用也是十分显著的。多组数、长时间的跳绳方式所消耗的体内脂肪在众多有氧运动中名列前茅。同时，跳绳可以使全身肌肉协调发展，消除臀部和大腿上的多余脂肪，从而起到塑形健美的效果。

四、跳绳的注意事项

1-热身放松

跳绳之前最好活动一下全身，尤其是相关的部位，如肩膀、手臂、膝踝等，避免在运动中造成扭伤、挫伤。开始跳绳后，速度由慢到快、循序渐进。结束时切忌骤然停止，应先将甩绳节奏和起跳频率放慢，待心率逐渐平稳后方可结束，随后应对腿部肌肉和膝踝关节做拉伸和绕环运动以缓解运动后的肌肉疲劳和关节紧张。体质量较大的习练者应延长运动前热身和运动后放松的时长，以缓解在跳绳运动中下落瞬间对膝踝关节造成的压力。

2-预防损伤

（1）起跳和落地均是前脚掌着地，因为脚后跟着地会产生很多隐患，大脑、脚踝和脊柱都有可能受到不同程度的损伤。膝盖应微微弯曲，能缓和膝关节、脚踝与地面接触时的冲撞。起跳不必过高，只要能让跳绳穿过即可，建议跳起2~3cm。

（2）绳子的长度也很重要，要调好长度，避免绊倒。跳绳前可根据个人身高来调整其长度，调整方法为两脚并拢，将绳子踩于脚下，并将绳子的两端拉直至腋下位置，再随着试跳感受绳长给予微调。甩绳时要用手腕，切忌用手臂大力甩绳，手的位置不要抬太高，处于腰偏上一点的高度即可。

（3）跳绳时需要配合呼吸进行，用力时吐气，还原放松时吸气，在基本跳跃动作10~15次的进行间调和气息，让身体为接下来的锻炼做好准备，并且依照这样的呼吸原则持续运动。

（4）合理安排用餐时间，饭前1小时、饭后2小时以内不适宜跳绳，以免对肠胃造成负担。

第九节　羽毛球

一、概述与源流

羽毛球运动有着悠久的历史，究其源头，可追溯到两千年前中国的打手毽和印度的浦那。时至14世纪末的日本，人们用木板作为球拍，把羽毛插在樱桃上当球来对打，这便是羽毛球运动的雏形。现代羽毛球运动源自1873年英国的伯明顿镇，并在较短时间内在当时的上流社会引起了一股打羽毛球的风潮。因为最早的羽毛球上均匀排列着动物的羽毛，因此得名为"羽毛球"，而在英国，则是以该运动的发源地"伯明顿"（Badminton）为之命名。羽毛球运动作为一种娱乐活动，参与者在球的对击过程中，通过不停地奔跑和身体的变化，努力地去把球击到对方的场。由于羽毛球技术千变万化，使这项运动富有很高的观赏性并充满了乐趣，四肢和步伐的配合也使羽毛球运动具备了增强体质、陶冶心理的健身功效。

二、羽毛球的锻炼要领

1-羽毛球握拍法

在羽毛球的教学过程中，握拍法属于最初级的基本功，但鲜有说到在高速运动的打球过程中手指是怎么控制球拍的。一些小的细节总是一笔带过，让业余选手不明所以然。对于处理速度很快的回球的时候，初学者经常会有失误，会发现自己的拍面不够平稳。其实在打球的过程中，如果遇到速度很快的回球的话，一定不要转动握住拍子的手的手指，这点尤为关键。那么不转手指，为了让拍面正面打到球托上，就要转手腕，用拇指正面或半侧面和食指中间的关节，夹着拍柄的两个宽面，其他手指自然贴在拍柄上，通过转手腕来达到旋转拍面的效果。转手指比不上转手腕的稳定性好，而且速度也是转手腕比手指快。当然在处理一些比较慢或特殊的球的时候，也可以用手指拧转拍面，如网前小球。在正确握拍的基础上，通过灵活地转动手腕，才能让球速更快、更稳，而在此前提下，结合手指加强或减弱力量，才能打出变化多端的球路来。通过反复练习，在对控球比较有把握、可以用手指来控制拍面角度的时候，手指的加力减力便可做到收发自如。

2-羽毛球步法

初学者要做到步法灵活迅速，首先是要判断准确后才能更快起动步法。在没有明白对方或预知对方的意图前，做了错误的方向跑动，反而会事倍功半，所以起步前要多做观察，抓住对方的习惯性动作来判断方向。其次在步法中，"蹬"是一个容易被初学者忽略的细节问题，蹬地在羽毛球步法中具有举足轻重的地位，比如蹬步上网扑球等技巧。但是通常在起步时，只强调腿脚要有力量才能起动得更快，然而此种力量的产生是靠起动一瞬间腿脚的用力蹬地方能达到的。最有代表性的是在双打中网前接球的瞬间，如果对方突然发高球到后场，那么右手执拍者在接球的时候身体的准备动作首先应是左脚在前微弯，且身体重心在左脚，蹬地的同时身体快速向后退；也可以选择扣杀高球，快速再用双脚蹬地，在身体跃起的一瞬间大力扣杀。所以在打羽毛球的过程中，蹬地是较为实用的技巧，初学者需要多加练习。

三、羽毛球的健身价值

1-提高心肺能力，增强体质

打羽毛球时要不停地移动、跳跃、挥拍，在场上往返击球，这一系列运动能有效增强习练者上、下肢和腰部肌肉的力量，加快其全身血液循环，提高心血管系统和呼吸系统的功能。长期进行羽毛球锻炼，能够增加肺活量，提高耐力，使心跳强而有力。此外，羽毛球运动要求练习者在短时间对瞬息万变的球路作出判断，果断地进行反击，因此，羽毛球能提高人的灵敏性和协调性。

2-保护眼部视力，预防近视

眼科专家研究发现，在打羽毛球过程中眼睛须快速追随羽毛球的来去方向做相应转动，这对习练者的视力大有裨益。当羽毛球高速飞行时，眼内的睫状肌收缩，晶状体依靠自身弹性曲度变大，看清来球方向；当回球远去时则刚好相反，睫状肌放松，晶状体变得扁平，保证看清远处的羽毛球。在连续不断的击球、回球中，习练者眼球中的关键部分如睫状肌、晶状体都得到锻炼，这对预防弱视与近视都有很大帮助，甚至对内视眼都有相当大的辅助治疗效果。

3-改善形体，美体减肥

羽毛球运动属于全身运动，有利于减肥塑形，对腹部的燃脂效果极佳。在接高球时头部会上扬，对缓解颈椎压力、预防脊柱变形有极大的作用。

四、羽毛球的注意事项

1-主观因素

羽毛球运动有三种容易造成损伤的主观因素：热身运动不充分、追求超过自身运动极限的动作和运动后半段肢体疲劳导致体能下降。为避免可能出现的运动损伤，应注意如下事项。

（1）打羽毛球前应做好热身运动，可选择慢跑和徒手操，并针对该运动易受伤的肩部、手腕、膝部和脚踝做相关的拉伸与绕环运动。运动前两小时不要进食，避免以饱腹状态从事激烈的运动而引起肠胃不适。

（2）在运动中要注意循序渐进，不宜在运动初始阶段便进入竞技状态，应先与对手做几组高远球练习，待上肢与脚步逐渐进入状态后方可与对手展开比赛。单打时应在前、后场击球后迅速回到场地中间，如来球超过脚步的移动范围，不要强行前往接球，避免韧带和脚踝因准备不足而造成损伤。

（3）当比赛进行到中后环节时会因体力消耗、摄氧量不足、血液中乳酸含量升高等原因而导致疲劳，此时应控制运动节奏，多以高远球回击来争取短暂的休息时机。运动结束后应通过对各肌群和关节有针对性地做整理运动来缓解疲劳。

2-客观条件

除去上述主观原因，还有一些客观条件需要注意。

（1）在选择运动场地时应挑选富有弹性的地面，首选木地板，其次为塑胶地板。若长期在水泥地习练羽毛球，较硬的地面无法起到落地时的缓冲效果，从而容易导致膝、踝关节的损伤。

（2）此外运动鞋的选择也很重要，初学者应挑选专业的羽毛球鞋，为不标准的触地动作提供充分的缓冲保护。

（3）运动前应检查鞋带是否系紧，且应针对个人身体状况来佩戴护腕、护膝、护踝等装备。

第十节　乒乓球

一、概述与源流

乒乓球也称桌球，是我国的国球，也是一项风靡全球的运动。乒乓球运动起源于19世纪后半叶的英国，20世纪20年代传入欧洲大陆，继而在美洲和亚洲等国家广泛开展，1988年第24届奥运会被列入正式比赛项目。乒乓球是一项老少皆宜的体育运动，投入较少并可根据自身情况来调整运动负荷，具备较高的娱乐性和健身价值。作为隔网类运动，乒乓球对抗性较小，可以避免因身体冲撞而导致的运动损伤。

二、乒乓球的锻炼要领

1-乒乓球握拍法

乒乓球分直拍和横拍两种主流握拍方法，现将两种握法的特点做如下介绍。

（1）直式握拍法：直拍握法的手持方式与吃饭时使用筷子的手形颇为类似，因此广受亚洲乒乓球爱好者的喜爱，我国直拍打法的技术在国际上也属于一流水平。直拍握法在正手与反手击球时均使用球拍的同一个拍面，能够给对手造成一定的迷惑性，且正手击球的打法灵活，近台快攻的打法特点也较为突出，速度较横拍握法更快，适合在发球后前三板压制对手。直拍握法的缺点为反手击球时的相持能力较弱，且在中远台击球时无法将手臂和手腕的力量充分发挥，不适合打持久战。

（2）横式握拍法：横拍握法所使用的球拍拍柄更长，手持方式类似于手握菜刀的动作，利用大拇指和食指贴靠球拍两面的胶皮，掌心和其余三根手指自然握住拍柄。横拍握法攻防俱佳，具有击球力臂较长、反手能力强、无明显技术漏洞等稳定性优势，与时下40mm大球更为契合，是世界上大部分乒乓球选手的主流选择。

2-平击发球

平击发球因速度适中而成为乒乓球初学者最基本且易于掌握的发球方式，

也是学习其他发球方式的基础。平击发球旋转变化较小，易于对方回接，随之采用正手攻球和反手作后续衔接，有利于形成相关技术的"动力定型"。

3-反手推挡球

反手推挡球技术以其缓慢的球速、适中的力量和易于掌握的动作要领等特点而成为乒乓球爱好者在新手阶段的必备功课之一。练习反手推挡球技术不仅可以培养初学者的球性，还有助于掌握该运动的击球规律，有利于控球能力的提高。初学者可选择直拍反手推挡球作为主要练习方式。其要领为左右脚前后开立，通过对来球方向的预判来选择合适的站位，以肩为轴并屈肘向后稍引拍，此时重心在右；击球时腕指放松，肘关节向前方发力推送，借对方来球的反弹力将球挡回，击球后重心移向左脚。

三、乒乓球的健身价值

1-增强体质

乒乓球看似是手的运动，但对步伐的要求很高，在击球的同时，不断移动脚步，使得腰部、膝部和脚踝等部位时刻在协助发力，因此乒乓球是一项不折不扣的全身运动。参与发力的肌群越多，强身健体的效果就越好。

2-改善视力

打乒乓球时，两只眼睛需要盯着忽远忽近、快速移动的乒乓球，使眼球不断转动，睫状肌随之做出相应调节，对促进眼部血液循环、减轻视疲劳和预防近视有极佳的功效。

3-健脑益智

在快节奏的乒乓球比赛中，习练者通过观察对手的站位和引拍姿势等因素来判断来球的路线，并根据对方击球后的状态在极快的时间内为后续回合创造机会予以反击。在此过程中，大脑的判断力和反应能力均能得到改善，在防治思维迟钝和老年痴呆等方面颇具效果。

四、乒乓球的注意事项

1-热身运动

乒乓球运动因动作频率较快，极易对手腕、颈肩、腰膝和脚踝等部位造成运动损伤。充分的热身运动可有效降低急性损伤的发生几率，并对预防慢性劳损有一定的帮助。完整的热身运动流程为慢跑暖身后，选择徒手操或广播体操做进一步全身预热，最后针对使用频率较高的关节和肌群做相应的绕环与拉伸运动。

2-防护装备

（1）运动服应选择宽松且富有弹性的面料，并根据气温对款式做相应调整。夏天练习乒乓球应选择速干面料的短款运动服，冬天则以纯棉毛圈或抓绒面料的长款运动服为宜。

（2）根据自身的运动习惯和伤病史有针对性地佩戴护腕、护肩、护腰带、护膝等紧身防护装备。

（3）专业的乒乓球鞋具有一定的防侧滑功能，在脚步快速移动的过程中可对脚骨和脚踝提供较好的支撑作用，配合纯棉球袜能够有效减少因重心不稳造成崴脚的发生率。

下篇

常见疾病的运动养生与防治

第六章
呼吸系统疾病的运动养生

第一节 慢性支气管炎

慢性支气管炎是气管、支气管黏膜及其周围组织的慢性非特异性炎症。西医学认为本病的病因尚不完全清楚，可能是多种因素共同作用的结果，病毒、支原体、细菌等引发感染是其发生发展的重要原因之一。慢性支气管炎是呼吸系统较为常见的疾病，好发于40岁以上的中老年人，并且随着年龄增长，患病率也随之增加。吸烟是诱发慢性支气管炎的主要因素，研究显示，吸烟时间与慢性支气管炎的发病率成正比。秋、冬季节，天气寒冷也会造成慢性支气管炎的高发。慢性支气管炎在发病早期，其症状大多并不明显，所以往往会被患者忽视，但是随着疾病的逐渐进展，会出现气道受阻、气流受限而发展为慢性阻塞性肺疾病，因此早期的及时治疗是防治本病的关键。

西医认识

慢性支气管炎以咳嗽、咳痰为主要症状，每年持续3个月，连续2年或2年以上。其咳嗽有时间久、反复发作、逐渐加重的特点。轻者仅在春冬季节发病，夏季症状减轻或消失；重者则四季均咳，冬春加剧，日夜咳嗽，早晚尤为剧烈。一般痰呈白色黏液泡沫状，晨起较多，常因黏稠而不易咯出。当合并呼吸道感染时会出现气喘的症状。反复的呼吸道感染会使气喘加重，痰量明显增多且呈脓性，伴有全身乏力、畏寒、发热等。

中医认识

中医认为慢性支气管炎的发生与发展与人体反复感受外邪和肺、脾、肾三脏功能失调有关。常见的病因有吸烟、饮酒、劳逸失调、年老体虚等，导致肺脾肾气虚，津液失布，酿成痰饮，阻遏于肺，咳喘反复发作，最终形成本病。病久累及于肾者，出现气喘不能平卧、动则加剧等肾不纳气之候。

内服方药

风寒袭肺证多用三拗汤合止嗽散加减治疗，风热犯肺证多用桑菊饮加减治疗，风燥伤肺证多用桑杏汤加减治疗，痰湿蕴肺证多用二陈平胃散合三子养亲汤加减治疗，痰热郁肺证多用清金化痰汤加减治疗，肝火犯肺证多用黛蛤散合泻白散加减治疗，肺阴亏耗证多用沙参麦冬汤加减治疗。

运动养生与防治

1-太极拳

练习太极拳时肢体运动配以呼吸吐纳，增加肺泡的通气量，有利于改善肺通气功能。长期进行太极拳运动，可以增强人体抵御外邪的能力，有助于减少呼吸系统疾病的发生。慢性支气管炎患者可以选择倒卷肱、云手等招式进行练习，通过上肢不断伸展运动，有助于改善肺部换气的功能，增强心肺功能，改善新陈代谢，从而减少小气道痉挛症状的发生。

2-五禽戏

慢性支气管炎患者坚持练习五禽戏，对改善心肺功能，提高机体抗病能力，缓解咳嗽、咳痰、气喘等自觉症状，预防或减少感冒及慢性支气管炎急性发作大有好处。练习时要做到全身放松，呼吸均匀和缓，排除杂念，精神专注，动作自然，以达到最佳运动效果。

3-腹式呼吸

慢性支气管炎患者除了药物治疗外，还可以练习腹式呼吸，腹式呼吸可以减少肺部的呼吸压力，利用腹肌的力量完成呼吸运动，从而缓解患者小气管痉挛的症状。练习时注意力要集中，姿势自然，目视前方。呼气时间要比吸气长1~2倍，即吸和呼时间的比例是1：2或1：3，但吸不要过急，呼气不要太尽，不要憋气。不要面对冷风或在灰尘大的地方练习，以免刺激气管，引起咳嗽。

🔲 其他疗法

1 - 饮食疗法

慢性支气管炎患者应以高蛋白、高热量、高维生素、易消化、低脂饮食为宜，可多进食瘦肉、牛奶、鲜鱼、蔬菜和水果等。忌油炸及辛辣刺激食物；忌寒凉食物；少吃海鲜类食品；戒烟。可适度饮茶，茶碱可兴奋交感神经，扩张支气管，减轻哮喘、咳嗽症状。

2 - 穴位贴敷

可以选取肺俞、定喘、风门、膻中、丰隆等穴位进行穴位贴敷，以三伏天进行贴敷疗效更佳，即三伏贴。

🌿 预防调护

（1）慢性支气管炎患者应注意预防风寒感冒，及时排痰，平时可以在医生指导下适当吃一些化痰止咳的药物。另外需要改善居住环境，注意室内温度不要与室外相差过大，以免因灰尘、霉菌、温差等因素诱发病情反复。

（2）吸烟可以导致支气管黏膜受损，降低其防御功能，引发呼吸道感染。酒精也可以刺激呼吸道，加重病情。因此建议戒烟限酒。

第二节　支气管哮喘

支气管哮喘是由变应原或其他因素引起的支气管高反应下出现的广泛而可逆的气道狭窄性疾病，是由多种细胞和细胞组分参与的气道慢性炎症性疾病，这种炎症使易感者对各种诱发因子表现出气道高反应性，并引起气道挛缩。支气管哮喘与外邪侵袭、饮食不当、劳倦太过、情志刺激、体虚劳倦等有关。多种因素致使痰与瘀互结，阻塞气道，痰饮内停，血脉瘀阻，气机阻滞，肺失宣降，则气道狭窄、痉挛而发哮喘。近年来哮喘的患病率和病死率呈不断上升趋势。目前哮喘的治疗主要是控制症状，防止病情恶化，尽可能保持肺功能正常，防止不可逆气流阻塞，避免死亡。所以，应加强对支气管哮喘的认识与研究，找出新的治疗理念、方法与药物。

⚕ 西医认识

西医认为哮喘的发作多与遗传因素有关，患者接触变应原后引起哮喘的发作，尘螨是其常见的、危害最大的室内变应原，花粉是其常见的室外变应原。支气管哮喘患者发作时会出现胸闷、咳嗽、气喘及呼吸困难等症状，且症状反复发作，严重者可在较短时间内出现严重的呼吸困难、低氧血症等危及生命的症状。夜间或凌晨发作和加重是其特征之一，哮喘患者在缓解期可无任何症状和体征。

⚕ 中医认识

中医认为支气管哮喘与肺关系密切，表现为喘促气短、声音低微、汗出畏风、痰白清稀、易患感冒等肺气虚的症状。病变在脾者，有面色萎黄、倦怠无力、痰多而黏、咯吐不爽等表现。病久累及于肾，出现肾不纳气的症状，如平时息促气短、呼多吸少、动则加剧等。

⚕ 内服方药

支气管哮喘发作期：寒证多用射干麻黄汤加减治疗，热证多用定喘汤加减治疗。缓解期：肺虚证多用玉屏风散加减治疗，脾虚证多用六君子汤加减治疗，肾虚证多用金匮肾气丸或七味都气丸加减治疗。

🏃 运动养生与防治

支气管哮喘患者在病情缓解期应该适当参加体育活动。

1-太极拳

太极拳是支气管哮喘患者治疗和康复的方法之一。通过太极拳轻柔和缓的动作以及舒缓的音乐，可以放松患者的精神，使患者情绪稳定、神经系统的兴奋和抑制过程得到很好的调节，从而减少支气管哮喘的发作。太极拳是一种全身的运动方式，可以增强人体各个脏腑的血液循环，从而改善肺脏的通气功能、脾胃的消化功能以及肝脏的代谢功能。通过练习太极拳可将人体不断整合、优化到最佳状态。

2-八段锦

八段锦是参照太极拳的腹式呼吸创编的，长期练习八段锦可以使肺活量增大，尤其是第一式两手托天理三焦、第二式左右开弓似射雕和第六式两手攀足固肾腰等动作，并可以增加呼吸系统中膈肌运动的力量与幅度，最大限度地增加胸廓容积，使肺吸入气体量大幅度增加，对老年人慢性支气管炎、哮喘等呼吸系统的慢性疾病有着明显的疗效。

3-游泳

游泳的时候所处的环境比较湿润，而且运动时呼吸规律、运动节奏适中；游泳时身体处于卧位状态，受到压力比较小；另外游泳运动中不会接触到各种灰尘，可以避免抗原刺激。这些因素对哮喘患者来说都是非常有益的。患者在游泳时，应将身体尽量下沉（只露出头部）进行深呼吸训练，以每周2~3次为宜。

4-慢跑

慢跑是一项很好的体育活动，对锻炼呼吸系统和心血管系统很有好处，非常适宜于哮喘患者。在进行慢跑锻炼时，需要注意如下几个问题：①必须循序渐进，随机体功能的提高而逐步增加运动量，使机体有足够的时间增强呼吸系统和其他各系统器官的功能，并使之巩固来适应新的负担，同时在适应过程中，使机体各脏器功能得到进一步的提高。②根据病情安排运动量，患者可在不引起疲劳的前提下掌握自己的最佳运动量。③应该充分做好准备运动和整理运动，运动前应该做适当的准备运动，如行走、活动手脚，使运动量逐渐增加。

5-有氧健身操

哮喘患者在病情缓解期应该适当参加体育活动，可以选择适宜的有氧健身操进行锻炼。健身操对哮喘患者呼吸功能的锻炼很有好处，长期坚持可以提高体质，减少发病。

6-呼吸锻炼

支气管哮喘发作时，常常呈呼气性呼吸困难，在哮喘缓解期进行呼吸锻炼有助于改善这种呼气性呼吸困难。

🔡 其他疗法

1-饮食疗法

支气管哮喘患者的饮食要保证各种营养素的充足和平衡，多服用β-胡萝卜素、维生素C、维生素E及微量元素硒等。可以多食用一些具有润肺清热、生津化痰功效的食材，如梨、荔枝、橘子等，同时也可以增加海带、海蜇、大蒜等富含微量元素硒食品的摄入量。

2-穴位治疗

（1）穴位贴敷：可以选取肺俞、膏肓、膻中、定喘等穴位行穴位贴敷治疗。

（2）穴位埋线：选取膻中、定喘、肺俞，常规消毒后，局部浸润麻醉，用三角缝合针将羊肠线埋于穴下肌肉层。

（3）耳针法：选平喘、下屏尖、肺、神门、皮质下。每次取2～3穴，毫针刺后用中、强刺激行捻转法，适用于哮喘急性发作期。

🌿 预防调护

（1）熟悉哮喘的诱发因素，避免接触过敏原，降低发作风险。

（2）防止疲劳及情绪波动，避免剧烈活动。

（3）掌握哮喘发作时的紧急自我处理方法，缓解期正确使用各类支气管扩张剂，维持长期、稳定的防治方案。

第三节 肺气肿

肺气肿是指终末细支气管远端气腔（呼吸性细支气管、肺泡管、肺泡囊和肺泡）过度膨胀，或同时伴有气腔壁破坏的病变。西医认为肺气肿按其发病原因有如下几种类型：老年性肺气肿、代偿性肺气肿、间质性肺气肿、灶性肺气肿、旁间隔性肺气肿、阻塞性肺气肿。肺气肿与久病体虚、劳逸失常、吸烟、空气污染等有关。久病肺虚，痰浊潴留，导致肺不敛降，肺气胀满，常因复感外邪而使病情加剧。

♉ 西医认识

肺气肿以呼吸困难、咳嗽、胸闷为主要症状。症状较轻者可无明显表现，有时会在劳动或运动时出现气短的症状。随着病情的恶化，呼吸困难的程度也会随之加重，甚至轻微的活动或休息时也会感到气短。此外，患者还表现有乏力、消瘦、上腹胀满、饮食减少等症状。

♉ 中医认识

中医认为肺气肿病变首先在肺，而后影响脾、肾，最终累及于心。痰浊、水饮、血瘀又是其主要的病理因素，常互相影响，兼见同病。痰浊壅肺者，症见胸部满闷、短气喘息、咳嗽痰多、色白黏腻或呈泡沫等；痰瘀日久化热，郁于肺者，表现为胸满、烦躁、喘息气粗、痰黄质黏、不易咯出等；病久势深，心阳虚衰，出现心悸、喘咳、痰质清稀、面肿、下肢浮肿、甚则一身悉肿等阳虚水泛的症状；久病及肾者，出现呼吸浅短难续、甚则张口抬肩、不能平卧等肺肾气虚的表现。

⊞ 内服方药

痰浊壅肺证多用苏子降气汤合三子养亲汤加减治疗，痰热郁肺证多用越婢加半夏汤或桑白皮汤加减治疗，痰蒙神窍证多用涤痰汤加减治疗，阳虚水泛证多用真武汤合五苓散加减治疗，肺肾气虚证多用平喘固本汤合补肺汤加减治疗。

🤸 运动养生与防治

1-太极拳

长期练习太极拳可使呼吸频率减少、呼吸功能增强，有效提高呼吸质量，且不仅对防治慢性肺气肿有一定的作用，对防治各种慢性肺部病变均适宜。太极拳每个动作都和呼吸紧密结合并采用腹式呼吸，可加速血液循环，扩大氧的供给，同时也有利于机体代谢产物的排出，对全身组织器官的功能起到调整和促进作用，特别有益于肺脏功能的改善。

2 -慢跑

肺气肿患者可以根据自身情况选择适合自己的体育运动，如慢跑可以增加肺活量，提高自身耐力，慢跑时保持呼吸匀调，体内就会有足够的氧气进入，是一种完整的全身性协调运动。但应注意，严重肺气肿合并肺源性心脏病及半年内有自发性气胸的患者不宜参加慢跑锻炼。

3 -腹式呼吸操

腹式呼吸操以采用腹式呼吸、加强呼气为特点，通过加大横膈膜的活动、减少胸腔容积的方式来完成。腹式呼吸通过横膈膜上下移动来实现，吸气时横膈膜下降，肚皮鼓起，呼气时则与吸气时相反，肚皮下瘪，横膈膜复位或稍有上升，气体排出，肺内残留的气体量会变少。

具体做法为：初练时可以把手放在腹部肚脐处，放松全身，先自然呼吸，呼气时手要稍用力下压腹壁，吸气时使腹壁鼓起。注意要深吸气、细呼气。吸气时用鼻，通过鼻腔让气进入肺内；呼气时用嘴，通过口唇（如吹口哨样）让气呼出。时间上，呼气要比吸气长1倍或2倍，刚开始每次练习5分钟，然后慢慢增加到10~15分钟，每天练习2~3次。腹式呼吸可以在其他体操之间穿插练习。

4 -有氧健身操

肺气肿患者进行健身操锻炼时，宜结合腹式呼吸，纠正不合理的浅表呼吸，提高和调整肺功能。在锻炼的过程中应循序渐进，量力而行，不要突然加大活动量。

⊞ 其他疗法

1 -饮食疗法

肺气肿患者在饮食方面应遵循如下原则：①多吃含有维生素A、维生素C及钙质的食物。②饮食中应多吃瘦肉、豆腐、豆浆等，保证摄入充足的蛋白质和铁。③经常食用菌类能调节免疫功能，如香菇、蘑菇等可以增强人体抵抗力，减少支气管哮喘的发作。④忌食辣椒、酒等辛辣刺激性食物。

2 - 穴位治疗

（1）体针：可取风门、肺俞、厥阴俞、膻中、孔最、列缺、太渊等穴行针刺治疗。

（2）耳针：可取一侧的支气管、肺、肾上腺，配另一侧的缘中、皮质下、胸椎上段。

（3）穴位贴敷：可取双侧定喘、双侧肺俞、双侧膏肓、神道、中府、身柱等穴位行贴敷治疗，贴敷期间须忌生冷、烟酒，忌刺激性食物。

🌱 预防调护

（1）预防反复感冒、内伤咳嗽迁延发展为慢性咳喘是预防形成本病的关键。患病之后更应注意保暖，气候变化之际尤其要避免感受外邪。

（2）平时可服用扶正固本方药以增强正气，提高抗病能力，忌烟酒，禁食辛辣、生冷之品，伴水肿者应低盐饮食。

第四节　慢性阻塞性肺疾病

慢性阻塞性肺疾病（简称为慢阻肺）的特征性表现为不完全可逆的持续性气流受限，气流受限呈进行性发展。慢阻肺与过食生冷、肥甘，饮酒过度以及感受外邪等因素有关。肺为娇脏，易感外邪，久病使得脏腑功能失调，卫外不足，外邪更易侵袭肺卫而发为本病。该病的特点为病程长，缠绵难愈，常反复发作，病情呈不可逆发展，治疗效果不明显等等，因此往往会造成患者劳动能力降低、社会活动受限，甚至逐渐丧失自理能力，对家人的依赖性增强，从而加重家庭经济负担，生活满意度降低，甚至产生焦虑、抑郁等不良情绪。

🩺 西医认识

慢阻肺最常见的临床表现是慢性咳嗽、咳痰、气短或呼吸困难、胸闷、喘息以及活动耐力降低等。早期在劳力时出现呼吸困难，后逐渐加重，是其标志性症状。本病好发于冬春两季且呈急性加重，病程长，难以痊愈，严重时可并发肺源性心脏病、右心衰竭以及呼吸衰竭等症，危害极大。

🍲 中医认识

中医认为感受风寒者，症见喘息咳逆，呼吸急促，痰多稀薄而有泡沫，伴有恶寒、发热等；痰郁化热者，表现为喘咳气急、痰多质黏稠、身热、口渴等症状；痰浊阻肺者，表现为喘而胸满闷塞、痰多黏腻色白、咯吐不利、恶心食少等。病久肺肾气虚者喘促声低，呼多吸少，动则加剧，形瘦神惫。

🎁 内服方药

风寒袭肺证多用麻黄汤加减治疗，外寒内饮证多用小青龙汤加减治疗，痰热郁肺证多用桑白皮汤或越婢加半夏汤加减治疗，痰浊阻肺证多用四君子汤合血府逐瘀汤加减治疗，肺脾气虚证多用补肺汤合四君子汤加减治疗，肺肾两虚证多用平喘固本汤加减治疗。

🤸 运动养生与防治

1 - 太极拳

改善肺功能是慢阻肺治疗的主要目标。太极拳在肢体运动的同时配合呼吸运动，可以有效改善慢阻肺患者呼吸受限的症状。太极拳呼吸运动的特点是在皮质中枢的调控下，以有节律的肌肉活动保证深而慢呼吸，明显提高机体氧摄入量，此为太极拳运动主要的保健康复功能之一，也是太极拳运动对慢性呼吸系统疾病防治功效的关键，不仅可进行身体锻炼，也可配合呼气康复训练更好地改善肺功能。太极拳运动训练后，机体平衡功能显著改善，可以减少慢阻肺患者摔倒的频率。

2 - 呼吸操

患者取站立位，全身放松，双眼平视前方，两脚并拢，立正站好，两臂向上、向外展开，然后用鼻吸气；伴随着吸气的过程，两手慢慢向胸部靠拢，当吸气尽时，两臂交叉抱在胸前，然后像吹口哨那样用口呼气，并收腹下蹲，身体前倾，提起两足跟，还原。接着再做第2遍。每天做2次，每次5～10分钟，可以改善慢阻肺患者的肺活量，提高其生活质量。

3-散步与慢跑

患者在慢跑运动前宜做适当的准备活动，或从步行过渡到慢跑。运动量宜从小到大，距离可先从数百米开始，逐渐增加到1～5km。以本人的自我感觉良好为度。慢阻肺患者在进行运动锻炼时要注意防寒保暖，防止因感冒引起急性炎症而加重病情。若并发严重肺气肿或严重的肺心病，则不宜进行剧烈的运动，即使较长时间的散步或远距离慢跑也不适宜。

⊞ 其他疗法

1-饮食疗法

慢阻肺患者应适时补充必要的蛋白质，如鸡蛋、鸡肉、瘦肉、牛奶、鱼类、豆制品等，特别是寒冷季节应补充一些含热量高的肉类食品以增强御寒能力，如适量进食羊肉、牛奶等。除荤食外，患者还应经常进食新鲜蔬菜瓜果，以确保维生素C的摄入量。含维生素A的食物亦是必不可少的，如梨、苹果、枇杷、樱桃、大白菜、菠菜等，可以起到保护呼吸道黏膜的作用。

2-穴位治疗

（1）穴位贴敷：慢阻肺是一种慢性呼吸道疾病，反复急性发作是此病的特点，缓解期的规范治疗可以减少急性发作。夏季属人体阳气正盛之时，也是慢阻肺的缓解期，此时若能根据患者病情采用三伏天辨证施治，能达到事半功倍的效果。

（2）针刺治疗：可针刺肺俞、定喘、脾俞、肾俞、膈俞、曲池、丰隆、足三里、天突、膻中等穴位，疏通经络，调理脏腑，补虚泻实，达到缓解、治疗慢阻肺的效果。

❀ 预防调护

（1）慢阻肺患者需戒烟限酒，注意气候变化，避免风寒外袭，预防呼吸系统疾病的发生。

（2）增强患者免疫力。

第七章
循环系统疾病的运动养生

第一节 高血压

高血压是原发性高血压的简称，临床以体循环动脉压升高为主，是心血管综合征的一种。西医认为在未使用降压药物的情况下，非同日3次测量血压，收缩压≥140mmHg和（或）舒张压≥90mmHg可诊断为高血压。高血压与情志失调、饮食不节、久病过劳及先天禀赋不足等有关。高血压属本虚标实之证，肝肾阴虚为本，肝阳上亢、痰湿内蕴、瘀血内阻为标。本病大多数情况下发病缓慢，隐匿性强，缺乏特殊临床表现，有时会在测量血压或发生严重并发症时才被发现，最终延误诊断，所以，对于高血压早期的预防与调护十分重要。

⚕ 西医认识

高血压患者最初发病时无症状或症状不明显，可能会出现头晕胀痛、颈项强直不舒、易感疲乏、心悸等症状，或仅在劳累、紧张、情绪激动后出现血压升高，且休息后恢复正常。当疾病不断发展，血压会明显持续升高，高血压的症状也会更加明显，如持续的头痛、头晕、注意力不集中、肢体酸胀麻木、夜尿频繁、心悸胸闷等，当血压突然升高到一定程度时，患者会感到剧烈的头晕头痛，甚至出现晕厥、抽搐等神志不清的症状，多会在短时间内发生中风、心肌梗死等损害心、脑、肾等器官的严重疾病。

♨ 中医认识

中医认为其病变主要涉及心、肝、肾等脏腑。肝阳上亢者，临床上多表现为头晕头痛、口干口苦、急躁易怒等症状。痰湿者，则见头重如裹、困倦乏力、肢体困重。瘀血内停者，症见头痛久治不愈、固定不移，偏身麻木等。病久肝肾阴虚者，出现头晕耳鸣、目涩、腰膝酸软等症状。

⊞ 内服方药

肝胆湿热证多用龙胆泻肝丸加减治疗，肝阳上亢证多用天麻钩藤饮治疗，痰湿内盛证多用半夏白术天麻汤加减治疗，肝肾阴虚证多用六味地黄丸加减治疗。

🤸 运动养生与防治

1-五禽戏

高血压患者练习五禽戏以虎戏和鹿戏为主，主要是增强肝肾功能。虎举时威生于爪，爪甲与目皆属肝，用力时气血所至，虎举与虎扑的动作使身体舒展，两臂向上拔伸，身体两侧得到锻炼，这正是肝胆经循行部位，使得肝经循行部位气血通畅。鹿抵时腰部左右扭动，尾闾运转，可以刺激肾脏，起到壮腰强肾的作用。鹿奔时通过脊柱的运动使得命门开合，强壮督脉。每次习练时间以30~45分钟为宜，练习至身体微微出汗为佳，出汗后应防止受寒。老年高血压患者习练五禽戏，对于即时血压有显著的降压、稳定作用，还可以减慢运动后的即时心率，而且有减慢静息状态心率的趋势，有利于高血压患者的康复以及靶器官的保护。

2-太极拳

太极拳运动以意念来引导动作，其动作缓慢柔和，姿势放松，刚柔相济，动中求静，精神松弛。以腰为枢纽，在习练时可形成有节律的腹压，加快血液的运行，降低血液循环阻力，改善血管扩张，对心脑血管系统有良好的保护作用，有利于降低血压。习练太极拳可增强机体免疫力和抗病力，增强肺活量，降低心肌耗氧，促进循环，改善高血压患者的头晕、腿软等症状。一般建议选练二十四式简化太极拳，锻炼时间以30~45分钟为宜。

3-易筋经

易筋经是我国古代健身气功的一种，相传出自少林寺，其动作舒展柔和、自然流畅，习练易筋经要求呼吸要紧随着功法动作。通过习练易筋经可达到通筋拔骨、促进血液循环的作用，能帮助高血压患者在心理上达到宁静，在身体上达到放松，有助于辅助降低血压。

4-散步慢跑

高血压患者可每日散步1小时左右。散步无目的性，可使心旷神怡、精神放松，缓解血管紧张状态。另外，"足受血而能步"，散步可以引血下行，从而改善供血。慢跑的功效和散步类似，适合于体质较强的患者，可于每日清晨慢跑1小时左右，以身上微微出汗为佳。

5-游泳

游泳是全身性的有氧运动，可强化呼吸功能，提高心脑血管的供氧量，调节血液循环，从而起到降低血压的作用。但需要注意的是高血压患者不适合做剧烈的运动，最好在平静的泳池内游泳，而且水温也要适中，水温过低也不适合游泳。每天游泳时间在1.5小时以内。

其他疗法

1-针灸治疗

针灸具有安全、有效、简便等特点，通过刺激人体特定的穴位，能疏通经络，调整脏腑功能，改善气血循环，有效辅助降压，改善高血压患者的临床症状，减轻患者长期服用西药引起的毒副作用，减少并发症的发生，提高患者的生活质量。

2-耳穴治疗

耳穴治疗高血压有较好的治疗以及预防作用。平时可按摩耳后的降压沟，用耳豆贴压肝肾等部位，达到保健的作用。血压升高时可点刺耳尖穴放血，有较好的降压作用，也是一种行之有效的辅助治疗手段。

3-心理疗法

通过心理咨询和综合心理治疗，使患者正确认识不良情绪变化对血压的影响，学会控制自己的不良情绪，尤其是大怒，从而减轻或消除焦虑、紧张、恐惧等情绪带来的精神压力，保持积极乐观的心理状态，从而降低各种危险因素影响，达到降压、稳压的目的。

🌱 预防调护

（1）饮食以素食为主。素食方式可使高血压患者血压降低，因此高血压患者饮食宜清淡，宜高维生素、高纤维素、高钙、低脂肪、低胆固醇饮食。

（2）控制盐的摄入量。人体摄入钠盐过多是导致高血压的因素之一，所以控制盐的摄入量有利于降低或者是稳定血压。

（3）注意戒烟、戒酒。

第二节　冠心病

冠心病是冠状动脉粥样硬化性心脏病的简称，是指因冠状动脉发生粥样硬化引起管腔狭窄或闭塞导致心肌缺血缺氧或坏死而引起的心脏病。简言之，其实质是冠状动脉粥样硬化，病变后果是心肌缺血。冠心病与寒邪内侵、饮食失调、情志异常、劳倦、年老体虚等有关。冠心病属本虚标实之病，心肝脾肾诸脏功能失调及气血阴阳虚衰为本，气滞、血瘀、痰浊、寒凝为标。本虚标实、心脉痹阻是本病病机。冠心病因其高发病率与高病死率威胁着人类的生活，所以应重视冠心病的预防与调护。

🩺 西医认识

冠心病临床上分为5大类，即无症状心肌缺血、心绞痛、心肌梗死、缺血性心力衰竭和猝死，多发于40岁以上的中老年人。胸痛是冠心病的典型症状，常因体力活动、情绪激动等诱发，表现为突感心前区疼痛，多为发作性绞痛或压榨痛，也可有憋闷感。疼痛从胸骨后或心前区开始，向上放射至左肩臂，甚至小指和无名指，休息或含服硝酸甘油可缓解。发生心肌梗死时胸痛剧烈，持续时间长，服用硝酸甘油不能缓解，并可有恶心、呕吐、出汗，甚至发绀、血压下降、休克、心衰等危重症。需要注意的是一部分冠心病患者的胸痛症状并不典型，仅表现为心前区不适、心悸或乏力，或以胃肠道症状为主。

🩺 中医认识

中医认为冠心病的病位在心，与肝、脾、肾有关。心脉瘀阻者，临床表现为胸部刺痛，痛有定处，入夜尤甚。肝郁日久，气滞心胸者，症见心胸满闷，阵发隐痛，常因情志不遂诱发或加重。脾虚生痰，痰浊闭阻者，表现为胸部闷重，痰多气短，形体肥胖，伴有倦怠乏力，纳呆便溏。久病及肾者，出现心悸而痛、胸闷气短、动则更甚、四肢不温或肿胀等心肾阳虚的症状。

🏛 内服方药

寒凝血脉证多用瓜蒌薤白白酒汤加减治疗，痰浊内阻证多用瓜蒌薤白半夏汤加减治疗，气滞血瘀证多用血府逐瘀汤加减治疗，心气不足证多用保元汤加减治疗，心阳不振证多用参附汤合桂枝甘草汤治疗。

🏃 运动养生与防治

练习气功有助于减少冠心病的发作或减轻冠心病症状。练习气功过程中，人体身心放松，焦虑与恐惧的情绪也随之缓解，从而使心肌缺血得到改善。冠心病患者可选择练习放松功、强壮功、八段锦等功法。

1 - 放松功

本法练习过程中以松、静为主，旨在将身体调整到自然、轻松、舒适状态，对高血压、冠心病、神经官能症等均有好的防治疗效。练习者可采用坐、卧、站三种姿势，开始前排除杂念并使身体处于放松状态，双眼轻轻闭合，先将注意力集中在一个部位，默念"松"字2～3次；再放松下一个部位，如此反复2～3个循环。放松部位可依照"头部-两肩-两手-胸部-腹部-两腿-两脚"的顺序进行。

2 - 强壮功

本法适用于冠心病、心肌病、糖尿病等疾病患者。练习者可采用自然盘腿坐式、站式或自由姿势状态。静呼吸法不要求练习者改变其原来的呼吸形式，自然即可，该法更适宜于年老体弱的冠心病患者。深呼吸法则为吸气时胸腹均隆起，练习过程中，呼吸渐渐达到深长、静细、均匀的程度，该法对伴神经衰弱、便秘的冠心病患者疗效更佳。需要注意的是，强壮功的呼吸强调用鼻子呼吸，舌头轻抵上腭，练习过程中也应意守丹田，集中精力排除杂念。饭后不宜练习深呼吸法，静呼吸法于饭前饭后均可练习。

3 - 八段锦

本法对冠心病患者的胸闷、憋气、失眠等症状均有改善作用。八段锦练习具有通血脉、调脏腑、强筋骨、利关节等功效，同时，其对中枢神经系统、血液循环系统、消化系统功能均有调节作用，冠心病患者可在日常生活中多加练习使用。全套动作共八节，根据体质和病情不同，可选做部分动作练习4～20次，宜每天练习整套动作1～2次。

4 - 散步

散步运动几乎适用于所有的冠心病患者，尤其适用于合并有高血压或者心绞痛频繁发作者。长期有规律的散步运动可缓解血管痉挛、降低血脂血压、减少或延缓动脉粥样硬化的发生及发展，从而增强体质，增强心肌收缩力，改善心功能。在运动的同时，可增加扩胸运动，以增强心肺功能。运动时间可选在上午或下午，每天1～2次，每次10～30分钟，步速控制在每分钟60～90步。运动前后应注意饮温开水一杯。

5 - 慢跑

慢跑运动适用于体质较好、年龄较轻且病情稳定的冠心病患者。心绞痛频繁发作及心肌梗死后3个月内处于康复中的患者均不适宜本运动。慢跑前可进行3～5分钟准备活动，慢跑过程中应注意姿势正确，以免损伤关节。正确姿势：双手微握拳，上臂和前臂角度约为90°，身体略向前倾，身体从上到下放松，两臂放松并向前后摆动，双脚放轻且前脚掌先落地，有节奏地奔跑向前。跑步的速度与距离应根据患者自身情况来确定，以慢跑过程中不喘粗气，无头晕、胸闷等难受感为宜。40岁以上冠心病患者运动时心率应控制在100～124次/分以内。

6 - 登山

登山运动作为中等强度的健身运动，有助于增强人体的心肺功能，提高腰、腿部力量，对冠心病患者非常有益。冠心病患者在登山运动中不可强求登山的速度和高度，选择的坡度宜缓，在有人陪伴下进行。活动量以心情愉快、不感到劳累为度。若登山时感到心脏不适或体力较差，要随时休息。同时，登山前注意携带点心和水。

7-爬楼梯

爬楼梯运动作为一项健身强体的有氧运动项目，在适量的情况下对冠心病患者非常合适。运动量以中等强度、不感到明显劳累为宜。

🔠 其他疗法

1-针灸治疗

针灸治疗只适用于病情较轻的冠心病患者，对于病程长、心肌出现形态损害明显或冠状动脉器质性阻塞的患者则作用较有限，应进行针药结合治疗。针灸治疗冠心病心绞痛的发作期与缓解期均有一定疗效，在发作期以快速缓解胸闷、心痛为主要特点，在缓解期以减轻症状、延缓进程为主要特点。针灸疗法通过刺激穴位得气后留针来改善冠状动脉血流动力学，促进心肌血液循环和侧支循环，从而达到疏调心气、活血通络止痛的作用。毫针、电针、灸法、火针均可用于冠心病患者的针灸治疗。

2-穴位敷贴

针对局部穴位进行适当的药物敷贴，能缓解或改善冠心病患者的自觉症状。此法虽操作简单、取材容易，但对冠心病患者的心肌血液供应无明显改善，勿单独应用此法，患者可配合其他疗法联合应用。本法的应用须在医生指导下完成。

3-耳穴按摩

耳穴是人体各部位生理病理变化在耳廓上的反应点，通过对心脏点、交感、心、胸、神门等反射区进行刺激，可对人体心胸部起到调理的作用。耳穴按摩可双侧轮流交替进行，按摩时应探寻反射区附近最敏感点，即是预防与调养操作点。本法不适用于严重心脏病患者，刺激亦不宜过强。

🌱 预防调护

（1）冠心病患者不宜在清晨运动，尤其是在寒冷季节，应适当减少运动量。

（2）运动前应做准备活动，运动过程中注意监测心率，40岁以上冠心病患者运动时心率应在100~124次/分。

（3）运动量大小以不引起心绞痛或心前区不适为度，若在锻炼过程中出现疲乏、眩晕，应减少运动量，并增加间歇休息时间。

（4）运动过程中若出现心动过速、心动过缓或面色苍白，应停止运动，待休息恢复后再根据情况调整运动量。

第八章
消化系统疾病的运动养生

第一节　慢性萎缩性胃炎

慢性萎缩性胃炎是一种较为常见的消化系统疾病。幽门螺杆菌感染、不健康的生活方式、遗传等因素是其常见的原因。中医认为慢性萎缩性胃炎与外感六淫、饮食不节、情志失调、药物刺激、久病体弱等有关。本病具有反复发作、迁延难愈、病程较长、预后欠佳等特点，是胃癌的前期病变之一，患者若不及时发现及治疗，会引发胃溃疡、胃出血、贫血等一系列疾病，给临床治疗带来极大的难度，不仅影响到患者自身健康、工作、生活等各个方面，而且还会严重降低整个家庭的生活质量。因此，临床中应重视慢性萎缩性胃炎的预防与治疗。

☟ 西医认识

本病胃镜下表现主要是以胃黏膜固有腺体萎缩、黏膜变薄，或伴肠上皮化生、异型增生为特点，临床表现有胃脘部胀痛不适、体质量减轻、纳呆、恶心嗳气、胃出血、泄泻、排便困难等胃肠道不适症状，无特异性。随着病情进一步进展，患者可因长久食欲不振、胃出血、慢性胃病长期消耗等原因出现贫血貌。

☟ 中医认识

中医认为其病位主要在胃，与肝、脾密切相关。胃失和降者，症见胃脘部胀痛、恶心呕吐等。脾阳不振者出现腹泻、纳呆、头重等表现。肝气犯胃者则见恶心反酸、胁肋胀满等表现。

⊞ 内服方药

寒邪客胃证多用良附丸加减治疗；饮食伤胃证多用保和丸加减治疗；肝气犯胃证多用柴胡疏肝散加减治疗；湿热中阻证多用清中汤加减治疗；瘀血停胃证多用失笑散合丹参饮加减治疗；胃阴亏耗证多用一贯煎合芍药甘草汤加减治疗；脾胃虚寒证多用黄芪建中汤加减治疗。

🤸 运动养生与防治

1-太极拳

选用八式太极拳，通过练习掤、捋、挤、按四种技法，结合八式太极拳卷肱式、搂膝拗步、野马分鬃、云手、金鸡独立、蹬脚、揽雀尾、十字手八式技术动作的演练，追求柔美和缓、圆活连贯的动作，有助于提高机体抵抗力，调达气机，促使胃肠功能正常发挥，缓解慢性萎缩性胃炎的症状。

2-八段锦

经常习练八段锦可以锻炼全身各系统组织器官，对如心血管、呼吸、消化等系统都有较好的锻炼作用，调节各脏腑机能。八段锦中第三式调理脾胃须单举发挥调理脾胃升降功能、改善胃肠症状等作用。第八式背后七颠百病消能够发挥疏通经络、益气活血、补肾固精、调节五脏功能的作用。通过这两式的练习，可以健运脾胃，促进气血运行，增加胃黏膜供血量，促使慢性萎缩性胃炎的恢复。

3-五禽戏

五禽戏中与熊戏相对应的五脏是脾脏，因此经常习练熊戏可以发挥调节脾胃功能。熊运时全身以腰部为中轴进行运转，有助于调畅中焦的气血运行，对上腹部和腰部附近的脏腑发挥挤压的作用，使其经脉畅通、脏腑和调；熊晃时，身体左右晃动，具有疏肝利胆、健运脾胃之功效，缓解患者两胁胀痛、嗳气泛酸等症状。练习时强调动静结合，内外兼修，练气、意、形相统一，有利于清利头目，集中注意力，意气相合，健运脾胃。因此长期坚持不懈练习本法，能显著改善患者纳差、胃脘部胀满不舒、胃痛、腹泻等临床症状。

4 - 散步

散步是一种较为和缓、运动强度较小的有氧运动方式，饭后经常散步有利于促进胃肠道的蠕动，发挥消食除积、调整脏腑机能、畅达气机的功效，"通则不痛"，从而明显改善患者上腹部胀痛、恶心呕吐等气机不畅的症状，同时脾主四肢肌肉，散步对四肢肌肉的锻炼可以调动脾阳更好地运化水谷精微，促进全身气血旺盛，加快本病的治愈。1小时/次，1次/天，使周身微微发汗即可。

5 - 腹部环绕

以患者掌指按于上腹部进行摩动，从上到右，从右到下，从下到左，从左而到上腹部，往返复施，有节律性地环绕，稍予轻度压力；然后做相反的按摩动作，要求缓慢施动，切忌过快，25圈/次，共50圈，早晚各1次。此法能显著加快胃肠蠕动，调和气机，缓解胃痛胃胀、腹痛腹胀、便秘、腹泻等症状，改善慢性萎缩性胃炎的临床症状。

6 - 慢跑

研究结果显示，强度适中、姿势正确的跑步运动可增加胃肠的蠕动次数，有效增加局部供血，改善其血液循环，调节消化液的分泌，增强消化系统的机能，对于防治慢性萎缩性胃炎具有积极作用，同时通过全身的锻炼，行气活血，疏通经络，调畅气机，调节脏腑机能。应选择空气清新、地面平坦的地方，在早上9~10时或下午4~6时，尽可能避开用餐时间1小时以上，注意量力而行，不要超过自身承受范围，持之以恒，坚持不懈，4次/周，40分钟/次，若运动时突发不适症状，如心前区疼痛、出冷汗、头晕、呼吸困难、腹痛等，应当立即停止运动，休息片刻。

其他疗法

1 - 饮食疗法

胃部疾病讲究"三分靠治，七分靠养"，因此，本病患者应当注意饮食调护，每日少量多餐，避免过饥过饱，精细饮食，保证多种营养成分，如蛋白质、维生素等摄入；进食应心情愉悦，避免紧张、焦虑等情绪刺激，使气机调畅、肝主疏泄功能正常发挥；保持饮食清淡、细腻，不要吃过于粗糙、辛辣刺激的食物，防止食物摩擦划伤胃黏膜而引发胃出血等不良事件；禁食肥甘、生冷之品，减轻胃肠负担，减少对胃黏膜刺激；严格控制烟酒、浓茶、咖啡等；注意劳逸结合，避免过度劳倦伤脾影响胃肠功能。

2-针灸疗法

在口服中药汤剂或者中成药的基础之上，应施加针灸操作。可选用中脘、梁门、膻中、足三里、丰隆、肝俞、脾俞、天枢，亦可配合灸法操作，以使温热之气透达脏腑，调养内脏功能，促进脾胃运化，改善胃黏膜受损、腺体萎缩等病理表现及胃脘部胀痛、腹泻、胸胁胀满不适等症状，共奏调气和血、温通经脉之功。25分钟/穴，4次/周。

3-按摩疗法

按摩疗法操作简便，疗效显著。患者进食后卧床休息，用手掌顺时针按摩腹部，按照由右到上—由上到左—由左到下—由下到右的顺序进行环行画圈按摩，逐渐增加手法力度，力度以患者能忍受为度，30分钟/次，1次/日，要求动作和缓连贯。此法能起到加快胃肠蠕动、促进消化腺分泌消化液、逐步改善胃肠功能的作用，同时可增加胃肠供血量，改善局部血运，促进受损的胃黏膜修复。

🌿 预防调护

（1）引导患者从主观上认识本病的性质和预后，消除其恐惧、烦躁等情绪，引导其积极配合治疗，利于疾病的康复。

（2）劳逸结合，注意休息，避免疲劳。

第二节　胃下垂

胃下垂是指由中气不足、气虚无力升提而使脏器下陷的一种慢性疾病。西医学认为，大多数胃下垂是由膈肌悬吊力量不足、支持肝脏和胃肠的韧带变得松弛、腹部内压降低、腹部肌肉松弛以及形体和体质等各种原因引起，继而使胃的形状宛如鱼钩，这是无张力型胃的表现。胃下垂与饮食不节、劳倦失常、七情所伤、感受外邪以及脏气素虚有关。各种原因使得人体脾胃虚弱，中气不足，日久不愈而发展成为中气下陷，进而可引起本病。胃下垂的发病率很高，给人们的健康和生活质量带来极大的挑战。西医学对本病缺乏有效的治疗手段，必要时可采取胃大部切除术，但因其创伤及副作用较大，很难被患者接受，中药结合运动、针灸、推拿治疗本病具有较好疗效。

♆ 西医认识

轻度胃下垂患者以胃肠蠕动减慢和消化不良为主，常有腹部饱满、下坠感，以及腹部内压相对较大等腹部胀满不适的症状，也会出现腹痛的表现，其疼痛性质主要是隐痛，持续时间长，发作较为频繁，一般用餐或者活动劳累会导致疼痛加剧。胃下垂患者餐后运动可能出现呕吐症状，随着食物摄入量的增加，症状会明显加重。由于食物摄入量大，胃韧带受到很大的牵拉，产生痛感。患者由于长期身体不适，易有极大的精神压力，睡眠差，反应变得迟钝，经常处于紧张、焦虑状态，临床中有部分患者表现出头昏的情况。

♒ 中医认识

中医认为胃下垂病位在胃，与脾、胃相关。中气下陷者，多表现为面色萎黄、不思饮食、食后胃脘胀闷、嗳气频频、乏力、气短懒言、形体消瘦等。胃阴不足者，症见胃脘或胀或痛、胃中灼热、口燥咽干、烦渴欲饮、饥不欲食等。

⊞ 内服方药

中气下陷证多用补中益气汤治疗，肝胃不和证多用逍遥散加减治疗，虚实夹杂证多用枳术汤加减治疗，胃阴不足证多用麦门冬汤加减治疗，瘀血阻滞证多用膈下逐瘀汤加减治疗。

⚰ 运动养生与防治

1-内养功

适度的运动可以提高肌肉的力量，特别是内养功，对本病具有显著的防治效果。保持仰卧体位，放松全身肌肉，吸气，使气停留在丹田，呼气，反复操作，速度要慢，10～20分钟/次，1～2次/日，一般在运动前进行操作。

2-太极拳

太极拳首先注重修养性情，然后是锻炼身体，强调身体与内心的高度统一，内外兼养。胃下垂患者应避免跑步等剧烈运动，太极拳动作缓和柔美，运动强度较为适中，因此可以作为本病患者的常用运动方式。脾主四肢肌肉，在增强体质、强健身体的同时，有助于脾脏生理功能的正常发挥，脾主升，具有补益中气、升提内脏之功，从而可缓解胃下垂患者的症状。

3-散步

虽说"饭后百步走，活到九十九"，但饭后运动不适用于本病患者，因其会增加胃的负担。饭前散步、饭后平躺是本病的最佳调养方式，用餐后平躺30分钟，采取头低骨盆高的体位，将胃向上提起。

4-床上卧位运动法

（1）双腿抬高：采取仰卧体位，双下肢伸长拉直，同时收缩腹部肌肉，从而使下肢抬起时垂直于床面，然后缓慢地放下下肢。保持抬起双下肢时吸气，放下双下肢时呼气，放松周身肌肉组织。重复10次左右。

（2）屈腿仰卧起坐：采取仰卧位，髋膝关节屈曲，两只手交叉抱住头部后枕区。当开始锻炼时，借助床挡抵住脚背部，进行仰卧起坐的锻炼。之后腹部锻炼增强肌肉力量，可以不借助床挡来进行运动，依靠自身腹部肌肉力量带动上半身仰卧起坐。此种方法可以加大腹部肌肉和髂腰肌肉力量。重复20次。

5-呼吸操

①平躺在床上，一只手放在胸前，一只手放在腹部，保持均匀、平静呼吸。②坐在椅子上，双手从前方朝上抬起，挺起胸部吸气，将双手放下，然后呼气。③平躺在床上，两只手在身体两侧平举，屈曲肘部关节，用自己的手指去触摸肩膀，然后恢复两手放在身体两侧的状态，最后放下两只手。抬起双手向前，朝上方抬举，平举于身体两侧，最后放下两只手。两手轮流握拳向前伸直收回。两手握拳两手同时伸直和收回。④在椅背上做俯卧撑。⑤在平地上做俯卧撑。⑥坐位，双手叉腰，挺胸，两肘同时向后张。之后，朝前方将腰部屈曲，再将其伸直。两只手叉住腰部，朝左右两侧将腰部弯曲，再伸直腰部，然后向两侧旋转上身。⑦坐位，两腿轮流向前伸直收回，两腿轮流向前踢起，屈

曲放下，两腿伸直，分别向外侧分开收回。之后手扶着椅背，往下蹲后站立起来，最后在原地踏步运动，将腿部抬高，挪开脚步，迈开步行走。

🔠 其他疗法

1-饮食疗法

本病患者应每日少食多餐，适当节制饮食，减轻胃肠的负担。应该选择营养成分高且体积较小之食物，多吃动物蛋白质和脂肪，少吃各类主食；饮食应注重清淡，食用易消化、柔软等食物；避免过饥过饱，减少辛辣刺激、生冷食物的摄入量，忌饮浓茶、咖啡、酒之品。

2-热敏灸

热敏灸又称为热敏悬灸，是对传统艾灸疗法的改进。热敏灸是指使用点燃的艾炷在热敏感较高的腧穴施灸，热敏化后，激发经络，将热源源不断地透达、扩散深入内脏，使温热之气直达病位，是一种能够较大程度提高艾灸治疗效果的新兴的治疗方法。操作要点：患者平卧，面部朝上，将腹部与小腿暴露出来，将点燃的艾条在中脘穴与气海穴形成的直线范围以及两侧足三里穴到上巨虚穴的直线范围，在距皮肤3cm处进行温和灸操作，当患者感觉到局部透热、传热时，意味着出现了穴位热敏现象，该穴位即是热敏穴。重复以上步骤，直到检测到所有热感的穴位。选择具有热敏度高的穴位，如气海、中脘、足三里进行温和灸，当热敏感消失，可以停止灸法操作。30天为1个疗程。

🌿 预防调护

（1）患者应当积极参加各项强度适中的运动项目，增强肌肉力量，加快胃肠蠕动速度，缓解胃肠不适，以防止病情继续发展。餐后要休息40分钟，否则因食物的重力会加重胃下垂程度，应逐渐增加运动强度，不可急于求成。

（2）为了防治疾病，患者还须保持乐观情绪，若伴有慢性消化系统疾病，则应积极治疗原发病，减少疾病的发生。

第三节　便秘

便秘主要是指便质干硬，排便时间过长，排便费劲，排便次数少于3次/周，有排便不尽感或需手法助其排便。研究表明本病发病率高达27%，给人们的正常生活带来极大困扰。根据其病因可分为器质性和功能性两种，其中前者是指由多处如直肠段、结肠处及肛门部器质性病理变化引起的便秘，后者又称习惯性便秘，其具有原发性、持续性的特点，多因过度用药及不正确的饮食习惯、排便以及生活习惯所导致。

西医认识

便秘常表现为便意、便次减少，排便艰难、费力，排便不畅，大便干结，硬便，排便不净感。便秘常伴有腹痛、腹胀、口臭、食欲退减、头眩心悸等症，部分患者还伴有失眠、烦躁、多梦、抑郁、焦虑等精神心理障碍。

中医认识

中医认为便秘多为慢性久病，因大肠传导失常所致，表现为腹部胀满、大便干结艰行，可有矢气和肠鸣音，或有恶心欲吐、食纳减少。便秘的辨证当分清虚实，实者包括热秘、气秘和冷秘，虚者当辨气虚、血虚、阴虚和阳虚的不同。

内服方药

热秘多用麻子仁丸治疗，气秘多用六磨汤治疗，冷秘多用大黄附子汤治疗，气虚秘多用黄芪汤治疗，血虚秘多用润肠丸治疗，阴虚秘多用增液汤治疗，阳虚秘多用济川煎治疗。

运动养生与防治

1-太极拳

二十四式太极拳第六式倒卷肱可改善便秘。本法通过腰胯部运动带动四肢的舒展，刺激全身经络运行，以神为帅，化意带气行。从现代养生理论来看，腰胯运动配合腹式呼吸可以促进肠道蠕动，加速肠内宿便、毒素排出体外。

2 - 十二段锦

十二段锦第四式掌抱昆仑有助于缓解便秘症状。"昆仑"即为头部，本法中十指交叉，上举抱住头部。这一动作可通畅三焦，调和脾胃，左右倾身可进一步刺激肝经和胆经，起到调畅气机的作用。人体脾胃调和，三焦畅达，气机通顺，有助于宿便的排出。

3 - 提肛运动

收紧肛门周围的肌肉，然后缓慢放松，反复做提肛动作，就是提肛运动。无论坐、立，随时随地都可以进行。提肛运动需要循序渐进，如第1天可以收肛10次，第2天15次，第3天增加到20次，依次逐渐加大活动量，这样可以避免肌肉由于运动过度而酸痛。一段时间后，可以每次锻炼10分钟，每天做2次，早晚各一次。穴位局部按摩可配合提紧肛门来加强肠道蠕动，可以在促进肛管直肠环收缩的情况下，逐渐在大脑皮质区产生控制排大便的兴奋性，进而改善局部神经功能以防治本病。

4 - 被动运动

对需绝对卧床休息或运动障碍的患者，应每日被动运动身体，以加强大肠蠕动，预防本病发生。操作者让患者平躺在床上，屈膝使腹区舒展，操作者双手交叠在脐部右边3横指处到脐下3横指处使腹部下沉1～2cm，然后徐缓地轻度按摩，可在每日早饭30分钟之后操作，5～10分钟/次，结束后解大便。

5 - 其他活动

应少坐多行，根据体质适当进行体育锻炼，如散步、慢跑、爬楼梯、做踢腿运动、转腰抬腿、下蹲起立等来强壮身体、增强食欲，可提高排便辅助肌的收缩力。

⊞ 其他疗法

1 - 饮食疗法

（1）常食用富含纤维素的食物，如蔬菜、瓜果、粗粮等。

（2）多吃产气食品，如生葱、生蒜、蜂蜜和生黄瓜、生萝卜等，通过肠内发酵产生气体来促进肠道蠕动。

（3）保证足够饮水量，1～2L/日，每日晨起空腹饮1杯温开水可刺激胃肠蠕动，使便质变软，促进解出大便。

（4）多吃润滑肠道的食物，如黑芝麻、蜂蜜及植物油等，禁食刺激性食物如浓茶、咖啡、辣椒等。有条件者每天喝1杯酸奶，可促进消化和通便。

（5）常食用粗粮、豆制品，以增加维生素B_1的摄入，加强胃肠道的蠕动来促进饮食物的消化吸收和排大便。

（6）对手术后出现本病的患者，建议前3日吃含有盐成分的食品，减少甜品的摄入以防止本病发生。

2 –穴位按摩

平躺在床上，用右手掌轻按，从右下腹部开始按照"上—左—下"的顺时针方向按摩，在便前或早、中、晚每日固定时间进行，顺、逆时针各操作20圈/次，便前顺时针按摩，使气血运行畅通，促大便排出。按摩穴位力度应均匀、和缓、有力，以患者局部有酸胀感为度，操作前应排空膀胱，并刺激腹结、天枢，可改善消化道平滑肌的生理电功能，从而增加胃肠蠕动。饭后30分钟内禁止此项操作。

（1）按摩腹结穴：腹结穴对称位于脐左右两侧4寸，再朝下1.3寸。用两手拇指指腹部压同侧腹结穴后稍加大用力，以有酸胀感为宜，顺时针点揉1分钟，2～3次/天。

（2）按摩天枢穴：天枢穴对称分布于肚脐左右两侧2寸处。用双手的食、中指指腹分别按压同侧天枢穴，每次1分钟，每天2～3次最佳。

3 –心理疗法

目前饮食因素对便秘的影响正在下降，而精神心理因素和便秘的关系越来越密切，因此要学会自我调节，合理放松自己，疏解压力，保持心情愉悦、放松。

🌱 预防调护

（1）注意饮食的调理，合理膳食，饮食以清淡为主。

（2）增加体力活动，加强腹肌锻炼，避免久坐少动。

（3）保持心情舒畅，戒忧思恼怒。

（4）养成定时排便的习惯。

第九章
内分泌系统疾病的运动养生

第一节　肥胖

肥胖是由多种原因引起的体内脂肪堆积过多，体质量异常增加，常伴有头晕乏力、神疲懒言、少动气短等症状的一类疾病。西医上指当人体饮食摄入热量多于消耗的热量时，剩余热能以脂肪形式储存于机体内部，当其量超过生理需要量且达到一定值时产生本病，是一种常见的代谢症候群。肥胖与饮食不节、劳逸失调、情志不畅、体质异禀、年龄及地域差异等有关。各种病因使得人体脏腑失和、运化功能减弱、气滞血瘀，浊气痰湿等病理产物蓄积在体内，日久形成本病。本病是引起多种慢性疾患的危险因素之一，包括2型糖尿病、高脂血症、冠心病、高血压、各种肿瘤、多囊卵巢综合征等，因此对肥胖的治疗非常必要。

西医认识

从发病的原因来看，肥胖可分为单纯性肥胖和继发性肥胖。单纯性肥胖多与遗传因素或不良的生活习惯有关，继发性肥胖多由各种疾病引起，如内分泌疾病。根据脂肪堆积的部位不同，肥胖可分为腹型肥胖和臀型肥胖。腹型肥胖又称向心性肥胖，该种类型的肥胖多因久坐或生殖内分泌异常如多囊卵巢综合征所致，表现为腹部脂肪过多，站立时腹部向前凸出而高于胸部平面，脐孔深凹。臀型肥胖的患者多表现为臀部及下肢的脂肪堆积过多。肥胖患者会加重心脏的负荷，出现呼吸困难、下肢水肿等症状，同时肥胖患者因体型的因素易产生自卑的情绪，从而引起焦虑、抑郁等精神症状。

♨ 中医认识

中医认为肥胖与脾关系密切，临床症见身体重着、神疲乏力、腹大胀满、头沉胸闷，或有恶心，痰多者，病变主要在脾。病久累及于肾，症见腰膝酸软疼痛，动则气喘，嗜睡，形寒肢冷，下肢水肿，夜尿频多。病在心肺者，则见心悸气短、少气懒言、神疲自汗等。

⌖ 内服方药

胃热滞脾证多用小承气汤合保和丸加减治疗，痰湿内盛证多用导痰汤加减治疗，脾虚不运证多用参苓白术散合防己黄芪汤治疗，脾肾阳虚证多用真武汤合苓桂术甘汤加减治疗。

运动养生与防治

1-太极拳

长期中等强度的太极拳练习可以改善肥胖人群的体脂成分，促进体内脂肪的分解，降低血脂，进而减重。肥胖人群可选用简化二十四式太极拳或四十二式太极拳。每天早上和（或）下午锻炼1小时。在太极拳音乐伴奏下，依次习练简化二十四式太极拳、四十二式太极拳，重复2遍，运动期间休息10分钟。多以无明显疲乏感、周身微汗出、无额头或头发滴汗及湿衣现象为度。

2-八段锦

此项运动强度不大，但长期练习可以减少身体内部及表皮下过多的脂肪含量。本法具有强度低、时间长、连续性好、有节律的特征。通过八段锦练习能够减少体脂，降低血脂，从而对体质量进行调整。八段锦应用于肥胖治疗可主要练习第一式两手托天理三焦和第三式调理脾胃须单举，通过调节脾胃功能，促进消化吸收功能，减少体内脂肪积累。

3-五禽戏

本法是以调气调息和动静结合为主的一种养生方法，能舒筋活络，强筋壮骨，改善脏腑功能。可练习鹿戏，首先伏地转头，然后伏地后蹬腿，练习过程中可使腰部脂肪大量消耗，有益于治疗腹型肥胖。

4-有氧运动

此法是指人体在氧气充足的情况下进行的运动，例如骑自行车、步行、慢速跑步、登山、跳舞、游泳等，但要控制在中、低强度内，运动时间要尽可能地延长，1小时以上为最佳，强度逐步加大。

5-低、中强度有氧耐力运动

一般指走路、骑车、游泳等涉及大肌肉群的运动，慢速度长时间跑步是耗热量最多、减脂见效最快的项目。建议青少年每天进行1小时以上的中强度训练，至少3次/周的大强度训练；成年人进行每周2.5～3小时的中强度练习，或每周1.5小时的高强度练习。看电视、玩游戏、电脑上网时间每天应少于2小时。

6-低强度的肌肉力量练习

此法通过锻炼某一部分的肌肉，来消耗局部脂肪以提高肌肉蛋白含量，从而达到治疗本病的目的。低强度肌肉力量练习主要是练习四肢大肌群、躯干及腹部肌肉，常用动作有仰卧起坐、直上直下打腿、双下肢上抬式以及俯卧位的腰脊肌及臀肌运动、双直腿后上抬等。

🏱 其他疗法

1-饮食疗法

肥胖的运动治疗应配合营养治疗，原则上应注重个体化，保持能量负平衡，调整饮食，采用低能量平衡膳食，适量运动，纠正不良生活方式。

饮食应以减少热量摄入为目的。合理膳食包括改变膳食的结构和食量。规律进食，七分饱即好，忌暴饮暴食；尽可能戒掉油炸品和零食，减少食盐摄入；养成喝白水、茶的习惯，尽量不喝碳酸饮料以及含糖饮品；尽量用少量油炒菜，做菜时可采用煮、煨、炖和微波加热的烹调方法。

2-穴位疗法

（1）穴位贴敷：将中草药制成一定的剂型，贴敷于某些穴位或特定的部位上来发挥药物和刺激穴位的双重功效，从而调整生理功能，达到治病目的。

（2）穴位埋线：在中医学针灸知识引导下，将可吸收的外科缝线放置于穴位内，借助埋线持续刺激穴位以起到减脂的疗效。

🌱 预防调护

（1）适当参加体育锻炼或体力劳动，运动不可太过，以防难以耐受，贵在持之以恒。

（2）减肥须循序渐进，使体质量逐渐减轻，使接近正常体质量，不宜骤减，以免损伤正气、降低体力。

第二节 糖尿病

糖尿病是一种以多饮、多食、多尿、消瘦为表现的常见病、多发病，会造成人体的糖、脂肪、蛋白质代谢紊乱，由胰岛素分泌缺陷引起。长期代谢紊乱还会对眼、肾、心血管及神经系统功能造成损害，久而久之对全身多器官多系统造成损害，严重威胁人们的生命健康。糖尿病的发病过程可以分为三个阶段，即糖调节受损期、临床糖尿病期、糖尿病并发症期。不同类型其病因不尽相同，即使在同一类型中也存在着异质性。总的来说，遗传因素及环境因素共同参与其发病。

⚕ 西医认识

糖尿病的典型症状为多饮、多食、多尿、消瘦，即"三多一少"。早期患者可无任何表现，往往在体检时发现血糖升高，称为无症状期。糖尿病日久不愈会引起严重的并发症，如糖尿病酮症酸中毒、糖尿病足、大血管及微血管的病变等，有时也会因其并发症的出现而被检查出糖尿病。

🌱 中医认识

中医认为糖尿病属于"消渴"范畴，其病变的脏腑主要在肺、脾（胃）、肾，尤以脾为关键。根据其临床表现，有上、中、下三消的分别，及肺燥、胃热和肾虚的区分。通常把以肺燥为主、多饮症状较突出者称为上消，以胃热为主、多食易饥表现较为突出者称为中消，以肾虚为主、多尿症状突出者称为下消。

✿ 内服方药

上消症状为主的治以白虎加人参汤加减，中消症状为主的以玉女煎加减治疗，下消症状为主的以六味地黄丸或金匮肾气丸治疗为主。

🏃 运动养生与防治

1 – 五禽戏

练习五禽戏对糖尿病患者有一定帮助，根据其功法作用，上消的患者应以练习鸟戏为主。鸟戏中，鸟属金，练皮毛，主肺，能补肺宽肠，调畅气息，增强肺活量，强健体魄，每次练习3~5遍，可有效改善患者口渴的症状。中消的患者应以练习熊戏为主。熊戏中，熊主脾，练肌肉，能调理脾胃，充实四肢，每次练习3~5遍，可改善患者多食易饥的症状。下消的患者应以练习鹿戏为主。鹿主肾，练骨，壮腰强肾，也可以强壮督脉，每次练习3~5遍，可有效改善多尿的症状。

2 – 八段锦

中医认为，糖尿病病变部位主要在脾胃，胃主受纳腐熟，脾主运化、升清，脾胃功能下降，不能很好地利用糖分，从而使其下陷，造成尿中有甜味。"两手托天理三焦"和"调理脾胃须单举"是八段锦中专门针对脾胃的功法，三焦中的中焦即为脾胃，通过对脾胃的锻炼，使脾胃功能得以恢复，则糖尿病各方面症状得以减轻。患者每天早餐后1小时在固定场所练习30分钟八段锦，能平稳地降低血糖水平，对于控制血糖来说不失为一种安全有效的方法。此功法简便易行，所需空间也不大，在家亦可习练。

3 – 跑步

糖尿病患者可以选择跑步和步行相结合的方式，如跑步30秒、步行60秒，如此反复跑行20~30次，总时间为30~45分钟，可以减轻心脏负担，适宜于心肺功能较差的糖尿病患者。糖尿病患者需从短距离、慢速度开始，做到量力而行，不要过分疲劳或使心脏负荷过重。运动后如感全身舒适、精力旺盛、睡眠良好、食欲增加，说明运动量合适。

4-游泳

游泳不仅可以降低血糖，还能增强身体素质，适用于大多数糖尿病患者。一般认为2型糖尿病肥胖者，血糖中度升高，血糖在11.1～16.7mmol/L以下者和1型糖尿病稳定期患者均适合进行游泳运动。糖尿病患者在游泳时要注意运动量不要太大，以防引起低血糖。

其他疗法

1-针灸治疗

针灸治疗范围广泛，古今中外的医家们长期研究、实践表明，针灸治疗糖尿病是一个非常可靠的方法，其机制包括增强胰岛功能、减轻体质量、减少食物摄入、直接降低血糖、调整体内激素等。此外，针灸与降糖药物还有协同增效的作用。从中医角度来讲，针灸治疗糖尿病的机制为调整脏腑阴阳，使各个脏腑功能恢复正常，从而达到治疗的目的。

2-耳穴治疗

耳穴治疗糖尿病有较好的效果。耳朵与全身各处密切相关，通过刺激耳朵上的特定穴位能起到激活机体免疫功能的作用。耳轮脚根部以及耳轮附近分布有迷走神经，通过刺激耳朵特定部位的方式，可对耳廓上的神经进行刺激，从而改善胰岛素的分泌情况，最终改善糖尿病患者的病情。另外，在对耳廓刺激后，也可以直接作用在胰岛B细胞的神经丛中，起到降低血糖的效果。基础选穴为胰腺、脾、胃、肾、食道，再结合具体的辨证，加以选穴。一般选用耳豆贴压或用掀针贴压，夏秋一般3～5天更换1次，秋冬可延长至7天为1个疗程，根据患者的临床表现，确定疗程次数。

3-饮食疗法

中医认为"药食同源""药补不如食补"，食疗方法适合于糖尿病患者的日常生活调理，患者可根据自己的情况选择合适的食疗食材。上消患者以梨子、百合、银耳等润燥生津的食材为主，中消患者以石斛、粉葛、冬瓜、藕等益胃生津的食物为主，下消患者以山药、黄精等补肾填精的食物为主。

🌱 预防调护

（1）节制饮食对糖尿病的治疗具有重要作用。在保证机体合理需要的情况下，应限制主食、油脂的摄入，忌食糖类，养成定时定量进餐的习惯。戒烟酒、浓茶及咖啡等。

（2）注意诱发药物的应用，如利尿剂、糖皮质激素、普萘洛尔（心得安）等。

（3）注意加强血糖监测。

第十章
神经系统疾病的运动养生

第一节　失眠

失眠是指经常不能获得正常睡眠的一类病症。西医通常认为失眠指患者睡眠时间和（或）睡眠质量不足从而影响白天生活的一种主观体验，包括入睡困难、睡眠质量下降、整夜觉醒次数≥2次、早醒、总睡眠时间减少（通常少于6小时）等症状。失眠与情志失常、饮食不节、劳逸失常及病后体虚等有关。多种原因导致人体脏腑阴阳功能失调，阳盛阴衰，阴阳失交，日久形成本病。失眠通常会导致人出现疲惫感、焦虑、日间嗜睡、萎靡不振、垂头丧气、反应不灵敏、记忆力下降、注意力不集中等症状，严重者甚至会引起精神分裂。所以，失眠的治疗不容忽视。

⚕ 西医认识

失眠的主要表现有入睡困难、睡眠质量下降、多梦易醒。夜间睡眠不充足会导致患者日间嗜睡，注意力不集中，从而使工作效率降低。长时间的失眠会影响人的心血管系统，使患者出现血压升高、心肌供血不足等表现，也会影响消化系统，出现食欲不振、胃部胀满、腹泻或者便秘等。

⚕ 中医认识

中医认为失眠与心密切相关，临床表现为失眠多梦、善惊易恐、心悸气短、倦怠乏力、自汗、健忘；兼有痰热者，症见心烦不寐、胸闷脘痞、头晕等；兼有脾虚者，则见食少纳呆、不思饮食、崩漏、便血等。病久累及于肾，心肾不交，表现为虚烦不眠、耳聋耳鸣、腰膝酸软、遗精、带下等。

⊞ 内服方药

肝火扰心证多用龙胆泻肝汤加减治疗，痰热扰心证多用温胆汤加减治疗，心胆气虚证多用安神定志丸合酸枣仁汤加减治疗，心脾两虚证多用归脾汤加减治疗，心肾不交证多用六味地黄丸合交泰丸加减治疗。

🏃 运动养生与防治

1–五禽戏

五禽戏是三国时期名医华佗发明的锻炼身体的导引术，模仿虎的扑动前肢、鹿的伸头转颈、熊的卧倒站起、猿的脚尖纵跳和鸟的展翅飞翔，从而增强体质，提高生命质量。经过一段时间的学习锻炼，可以疏通经脉，使营卫调和、气血流通，从而达到阴阳平衡，患者自然能安然入睡。

2–太极养生杖

太极养生杖是国家体育总局健身气功管理中心组织编创的新功法之一。其中第一式艄公摇橹中手腕部灵活规律的运动，不断刺激手腕部的原穴，对手少阴心经、手厥阴心包经和手太阴肺经有很好的刺激和疏通作用，以达到养心安神的目的。

3–马王堆导引术

马王堆导引术中第九式雁飞中身体向两侧倾斜，两臂上下变换位置，使周身气血规律地运行，可平气血、安心神，有助眠的功用。该式的口诀为：并步站立臂平伸，两手旋转看掌心，徐徐上举身倾斜，两臂对应往外抻；转头翻掌再屈蹲，缓慢协调有松紧，形似大雁高空飞，调整呼吸心不闷。

4–清晨卧床保健操

此法可以消除因夜晚睡眠欠佳导致的早晨起床后浑身乏力等症状。坚持练习卧床保健操，不但能消除疲劳，有益康寿，更重要的是通过坚持锻炼还可以调整身心，益于恢复正常睡眠。例如，通过练习转眼法可以促进睡眠。具体方法：双目眼球顺时针旋转10次，目视前方片刻，再逆时针旋转10次，旋转完以后，闭紧双眼，再将两眼用双手掌心紧紧掩住，十指按压后脑勺，用食指弹敲中指，发出"咚咚"响声，敲弹10次。

5-入眠操

浴面操：静坐，身心放松，闭目，双手掌置于鼻两侧，从下颚部向上搓面部至前发际。自下而上，再自上而下反复搓面部50～60次。手法宜轻柔，不能过分用力。

其他疗法

1-饮食疗法

（1）桂圆莲子汤：取桂圆、莲子各100g，煮成汤，该汤有养心、宁神、健脾、补肾的功效，最适合于中老年人、长期失眠者服用。

（2）养心粥：取党参35g，去子红枣10枚，麦冬、茯神各10g，加2000mL水煎成500mL，去渣后，与洗净的米加水共煮，米熟后加入红糖服用。可达养气、补血、安神的功效，对于心悸、健忘、失眠、多梦有明显改善作用。

2-温水泡脚

每晚临睡前可选用35℃～38℃的温水泡脚，使全身微微发汗为宜，有助于放松全身，消除紧张感，然后按摩足底的涌泉穴50次左右，使脚底部有热胀感，这样可以促进全身的血液循环，全身气血流通有助于患者入睡。

预防调护

（1）释放心中压力，放松精神有助于睡眠，睡前宜保持平衡的心态，切忌有大喜或者大悲的情绪。

（2）白天避免饮用咖啡、浓茶等具有提神功能的饮料。

（3）尽量避免服用安眠类的西药，长期服用西药会对其产生依赖性，也会伤及人体内脏，建议使用中药进行调理。

第二节 抑郁症

抑郁症又称抑郁障碍，是一种由多种原因引起的以情绪抑郁、躁扰不宁、心烦易怒，或喜悲伤欲哭、胸胁胀痛、咽部异物感、不寐多梦为主要临床症状的情志疾病。抑郁症与情志内伤、思虑劳倦、脏腑本虚等有关。长期的情志抑郁，致使肝气郁结，失于疏泄，心脾两虚，脏腑功能失调而发为本病。病情较轻的患者身心健康及社会功能会因此受到影响，病情较重的患者可能会有自虐、自杀等不良倾向，不仅对自身生命造成威胁，甚至会使整个家庭和社会陷入很大的痛苦中，该病具有高发病率、高致残率、高复发率、高自杀率等特点。研究统计结果显示，本病已经成为我国第二大负担疾病，因而，对本病的积极防治已经成为临床中的重要任务。

ᘓ 西医认识

该病的临床表现既包括悲喜交加、情绪抑郁、闷闷不乐、焦虑不安、善恐易悲、兴趣缺乏、意志消沉、悲观厌世等精神类症状，还包括躯体不适症状，如浑身无力、眠浅多梦、不欲饮食、头晕头痛、胸闷心慌、胃痛恶心、便秘腹胀等；严重者还会出现妄想、幻觉、认知障碍、轻生等行为，并通常伴有睡眠障碍、胃纳欠佳、无法进行正常性生活、非特异性躯体症状。

ᘜ 中医认识

中医认为本病的病位主要在肝，同时与心、脾、肾等脏腑密切相关。肝郁者常见的症状主要是忧伤善哭、喜叹息或心烦易怒、躁扰不宁等。心神失养者多见惊悸失眠、喜悲伤易哭、胆小怕事、多梦易醒。病变在脾者临床多有情绪不宁、多思善疑、反应欠佳、表情淡漠、疲乏无力、胃纳失常、面色萎黄不荣等症状。肾虚则表现为惊恐不安、腰府失养、夜尿频多、耳聋耳鸣等症状。

ᗷ 内服方药

肝气郁结证多用柴胡疏肝散加减治疗，气郁化火证多用丹栀逍遥散加减治疗，痰气郁结证多用半夏厚朴汤加减治疗，心神失养证多用甘麦大枣汤加减治疗，心脾两虚证多用归脾汤加减治疗，心肾阴虚证多用天王补心丹合六味地黄丸加减治疗。

运动养生与防治

1-太极拳

太极拳具有动作连贯圆活、缓和均匀、形式多样等特点，要求融合意、气、形为一体，强调重在锻炼心境。抑郁症人群可选用二十四式简化太极拳来进行练习。建议每天晨练或下午5时锻炼40分钟，保持中度训练强度，以遍身微似有汗出为度。注意保持身心放松，均匀、自然呼吸，保持重心平稳。气候温暖时可适当延长锻炼时间。

2-五禽戏

五禽戏中的虎戏，虎主肝，肝五行属木，长期练习能舒筋，养肝，明目，调畅气机，可以缓解本病患者胁肋胀满不适、心情低落、喜叹息、烦躁喜怒等临床表现。熊戏，熊主脾，脾主肌肉，长期练习可以调理脾胃，充实四肢肌肉，可缓解多思善疑、反应迟钝、表情淡漠等不良情志问题。猿戏，猿主心，心属火，心藏神，常练猿戏能有效缓解患者心悸怔忡、喜忧伤欲哭、不寐、多梦易醒等临床症状。

3-有氧运动

有氧运动是一种强度适中、机体处于氧含量充足状态下的运动方式。患者应采取慢跑、游泳、散步等运动形式来进行锻炼。研究表明，水上运动可以明显改善患者的抑郁状态，增强心肺功能；散步、慢跑可以加快人体的新陈代谢速度，疏泄负面情绪，改善抑郁症患者心境，减少应激状态，可有效缓解抑郁状态。当人体处于运动状态，主管情志的大脑右半球就会很快兴奋起来，可达到身心愉悦的目的。建议40分钟/次，3次/周。

4-瑜伽

瑜伽是人们日常生活中一种较为多见的塑形健身运动形式，主要是通过牵拉、伸展全身并且疏导压力、集中意志以做到形神兼备。其操作时追求动作缓和柔美，一方面，伸展机体，牵拉筋骨肌肉，改善关节活动度，增强全身柔韧度，使周身血液运行畅通，如环无端；另一方面，此项运动还可以使心情愉悦，缓解抑郁、悲伤等不良情志，改善患者心理健康状况。2次/周，60分钟/次，持续练习8周。

5 - 舞蹈

舞蹈是一项极具表演艺术的养生保健运动，其多有音乐伴奏，是以有节律的动作为主要表现方式的艺术。现代研究结果显示，舞蹈锻炼能降低抑郁症患者心情低落水平，提高其自尊心、自信心，改善生活质量，使其体验到在团队运动中的快乐。

🔠 其他疗法

1 - 饮食疗法

本病患者应常吃胡萝卜、芝麻、谷物、南瓜子类维生素B含量高的食物，来帮助缓解情绪郁闷、纳呆、不思饮食等临床症状；经常吃蛋类、鱼肉、燕麦、豆制品等有利于缓解不良情绪；多吃富含钾的食物，如香蕉、坚果、蔬菜、瘦肉等来改善患者抑郁状态，使其保持良好心境；应减少烟酒、浓茶、浓咖啡等饮品的摄入，因其不利于睡眠，会进一步加重患者抑郁程度；尽量避免食用辛辣、生冷等食物。

2 - 针灸疗法

此法治疗抑郁症临床起效快，疗效较显著。可选取百会、太冲、内关、丰隆、印堂等穴位进行针灸操作，具有开窍醒神、疏肝解郁、调整脏腑功能、缓解抑郁状态的作用。其中百会穴为肝经和督脉的交会穴，对本穴施灸可以疏肝调气，开窍调神。

🌱 预防调护

（1）患者应正确看待问题，养成积极乐观的良好心态，传播正能量，避免压抑忧郁、悲喜无常等不良情志问题，防止七情内伤，是预防抑郁症的重要方法。

（2）患者应以科学的理念去认识本病，对本病的治愈与康复保持乐观的心态，有自信心，并且积极配合医生治疗，积极解除导致抑郁症的因素以促进疾病尽快治愈。

（3）患者应积极融入集体活动，从中获得参与感、自我接纳感及快乐感。

第三节　焦虑症

焦虑症又叫焦虑性神经症，其临床症状可有焦虑担忧、恐慌失眠、紧张不安等不良情志问题，同时伴有惊悸怔忡、头晕多汗、尿频等自主神经功能失调症状。该病属于一种因遗传因素、认知过程、躯体疾病等因素而引起的精神障碍类疾病。焦虑症与思虑过度、劳倦内伤、脾气急躁、外界刺激等有关。近年来，随着人们工作、生活、人际关系压力逐渐增大，本病发病率也日趋走高，对患者本人及整个家庭的生活质量造成了极大的影响。本病是多种慢性疾病，如心脑血管疾病的一个重要的诱发因素，因此，对焦虑症的预防与治疗十分必要。

西医认识

该病主要表现为焦虑不安、担忧紧张，是指患者经常对客观并不存在、与现实情况并不相一致的某些情况过度焦虑紧张，以至于惶恐易惊、失眠多梦、烦躁易怒。这种情志问题较为常见，诸如哮喘、心脏神经官能症都会使患者出现焦虑情绪、躁动不安，如坐立难安、紧张烦躁、搓手顿足、手指震颤等。植物神经功能紊乱具体表现为心慌、胸闷憋气、头晕、多汗、尿频、吞咽梗阻、胃肠不适、性功能异常等。对于焦虑症的治疗主要是以心理治疗为主，也可以配合药物综合治疗。

中医认识

中医学认为，本病病位主要在肝、胆，涉及心、脾、肾等脏。心失所养，伤及肾精者，症见心神不宁、惊悸怔忡、焦虑恐惧、烦躁紧张、紧张易怒、口干、尿频等。胆胃失和者会产生犹豫不决、恶心呕吐、坐卧不安、胆小怕事等表现。脾虚则思虑过度、纳呆、大便稀溏。子病及母，若肝长期失于疏泄，则会导致肾气不足，产生焦虑不安、紧张失眠、惊恐多梦、尿频、性功能障碍等临床表现。

⊞ 内服方药

肝气郁结证多用柴胡疏肝散加减治疗，肝郁化火证多用龙胆泻肝汤加减治疗，痰气郁结证多用涤痰汤或温胆汤加减治疗，痰热上扰证多用黄连温胆汤加减治疗，痰瘀互结证多用血府逐瘀汤加减治疗，心脾两虚证多用归脾汤、八珍汤加减治疗，心肾阴虚证多用天王补心丹加减治疗，阴阳两虚证多用地黄饮子加减治疗。

🏃 运动养生与防治

1-八段锦

八段锦属于一种运动强度适中的有氧运动形式，强调集中意念、放松身心，能提高焦虑患者自主神经功能，习练八段锦能有效提升五脏功能，调节不良情志问题，疏泄焦躁心理，达到抗焦虑的目的。可选第一式双手托天理三焦和第六式双手攀足固肾腰来进行锻炼。

2-易筋经

此种疗法是传统推拿导引术中的一种基本功法，有着数千年的历史，其动作较为舒缓，是一种拉伸筋骨、调节脏腑机能、疏肝利胆、调畅气机、舒缓压力、放松身心、调节焦虑状态的有氧运动形式。习练有两个黄金时间段，第一是晨练时，因此时空气较为清新、情绪较为稳定；第二是睡前，此时习练可以更好缓解焦虑状态，促进睡眠，预防失眠。要求每次练习时要意气结合，劳而不倦，微汗出即可，40分钟/次，4次/周，长期坚持，即可达到预期效果。

3-陈氏太极养生功

陈氏太极养生功保留了太极拳独特的采气、集气、练气、练意的方法，舍弃了太极拳的难动作，具有简便易学的特点。主张动静相宜、形神俱备，增强机体抗御病邪能力及免疫力，改善患者自主神经功能，协调全身各系统器官，达到缓解患者紧张、焦虑状态，使患者精充神旺、愉悦身心的目的。早晚各1次/日，35分钟/日。宜循序渐进，坚持不懈。

4-有氧运动

相对于无氧运动，有氧运动具有运动强度较低、持久不间断、节奏性较强等优势。此种运动不仅增加人体对氧气的需求，提高机体耗氧量，增强心肺功能，而且可以转移注意力，释放压力，发挥愉悦身心，调节焦虑担忧、惊恐烦躁的功效。具体可采取游泳、登高、散步、慢跑等运动方式。

5-羽毛球运动

羽毛球这一运动项目因器械要求简单、随时随地可以进行这一特点，近年来倍受人们的喜爱。通过全身运动，增加大脑血流量，改善患者认知功能，通过集中注意力，缓解焦虑、忧虑等消极情绪，同时与同伴进行合作交流，可以释放心理压力。

6-健美操

健美操运动活动量较大，且动作全面，可以使全身各处都能得到有效运动，使肌肉、骨骼、器官等发挥各自正常生理功能，增强身体素质，同时有助于养成良好的形体，缓解压力，提高焦虑症患者身心健康水平，使其转移注意力，从集体活动中获得存在感、快乐感，改善人际关系，养成积极向上的乐观心态，改善精神状态，缓解焦虑不安、惊悸怔忡、急躁失眠等临床表现。3次/周，40分钟/次。

🔳 其他疗法

1-饮食疗法

可常吃烤土豆、全麦面包等，从中吸收的碳水化合物可以增加血液中5-羟色胺和大脑中神经递质的含量，改善焦虑不安、烦躁易激惹等不良情绪，使人变得镇定；多吃鱼类、坚果类食物，其中所含的人体必需脂肪酸对降低患者焦虑水平，改善烦躁不安、过度担忧等情志问题具有较好的作用；多吃香蕉、苹果、猕猴桃等水果；常吃纤维素和维生素含量较丰富的食物；避免饮浓茶、浓咖啡、酒精，多饮水。

2-音乐电针疗法

此种疗法属于对腧穴施加电刺激的一种治疗方法，患者在接受电针治疗的同时，可以借助治疗仪上的音乐耳机选择喜爱的音乐曲目，具体可选用针刺心俞、厥阴俞、百会、神门、四神聪、印堂等穴位来通调任督二脉，安神定志，缓解焦虑、紧张不安等不良情志问题。

🌱 预防调护

（1）首先，应定期举办公益活动进行健康宣教，对患者及其家属讲解有关本病及其相关健康知识，使其以科学的眼光看待本病，尽可能配合治疗，坚持不懈。

（2）应嘱咐患者采用规律节制的饮食、良好的生活方式，这些都可以显著改善焦虑不安、忧思过度等症状。

（3）加强与患者的沟通交流及心理护理，给予其最大的耐心和鼓励，同时可以通过音乐疗法等对患者的内心压力和焦虑情绪进行缓解。

（4）乐观对待人生，学会释放压力，缓解自身焦虑心情，化压力为动力，多与周边人沟通，学会转移注意力，积极参与集体活动。

第四节　中风后遗症

中风后遗症也就是中风病的恢复期，以中老年人多见，大多数患者有高血压和脑血栓等慢性病史。近年来，本病发生率呈现出年轻化趋势。中风经急性期抢救治疗后，神志清醒后，进入恢复期，出现偏身不利、口歪、语言蹇涩或失语等后遗症。中风后遗症主要是因为脑血管意外之后，脑组织血液供养不足或在发病过程中形成的血肿压迫脑组织而使其功能受损。当支配肢体运动和语言功能的脑组织损伤后，就会出现肢体运动不利和失语的表现。

🩺 西医认识

中风后遗症多以半身不遂、麻木不仁、口舌歪斜、言语不利等为临床表现。肢体麻木具体表现为患者的肢体末端有麻木现象，例如手指和脚趾麻木，患者的面部皮肤有虫爬蚁咬的感觉，伴有针刺感；口歪眼斜具体表现为患者的鼻唇沟变浅，口角下垂，露齿，流口水，吐字不清晰；肢体功能障碍具体表现为不能直立或者直立行走困难，下肢发沉，出现病理反射，呈痉挛性瘫痪；语言功能障碍具体表现为吐字不清晰，或者不能说话。

☺ 中医认识

中医认为中风后遗症主要是由于中风之后气虚血瘀，脉络瘀阻，风痰阻络，或肝肾二亏，精血不足，筋骨失养所致。中风治疗应抓住时机，否则会严重威胁患者的恢复及生活水平。肢体运动能力的恢复是当前医治中风病患者的主要康复目标。

⊞ 内服方药

风痰瘀阻证多用解语丹加减治疗，气虚络瘀证多用补阳还五汤加减治疗，肝肾亏虚证多用左归饮治疗。

🏃 运动养生与防治

1-太极拳

中风后遗症患者若肌力尚存，能适当运动，可习练简化二十四式太极拳或四十二式太极拳。每天早上锻炼1小时。在太极拳音乐伴奏下，依次练习简化二十四式太极拳、四十二式太极拳，重复两遍。多以无明显疲乏感、周身微汗出、无额头或头发滴汗及湿衣现象为度。长期坚持锻炼可明显改善患者的平衡能力。

2-五禽戏

中风后遗症患者多有心血不足、脏腑不调、经脉不畅等表现。五禽戏健身气功疗法具有调和气血、通利脏腑、调畅经脉、舒筋活络等功效，因此坚持练习患者瘫肢功能多数能得到不同程度的恢复。此气功疗法在血压增高、心脏病发作、高烧感冒时不宜使用。自主练功时应先慢后快，用力均匀。若由医生或家属施功治疗时不可采用任何粗暴强硬的被动性活动，以防造成患者组织损伤及骨折、关节脱臼、局部组织疼痛肿胀等不良后果。

3-布伦斯特伦运动（*Brunnstrom*）

依照Brunnstrom的标准，对每一阶段的患者采用不同的康复治疗方案。

（1）防止上肢肌肉痉挛萎缩：平躺在床上或者地面上，双膝屈曲，双手相握，环绕住两膝，后臀部稍用力向后延展，使双肘受力而拉直，肩部被动展开。重复做这样的动作。也可以只屈患侧腿，另一腿平放于床上或地板上。

（2）维持前臂旋转运动：坐在桌旁，两手心相对，手指互握，前上肢拉伸，身体倾向于患侧，以未患病一侧的手推动患侧手向外旋转，达到拇指能碰触到桌面的效果。反复训练后，逐渐发展为双手手指伸直闭合，健侧手能使患侧手大拇指触及桌面。

（3）保持手腕充分背屈的功能：双肘下垂，支撑于桌面，两手互握，置于身前，健侧手用力按压患侧手，使患者手腕充分背屈。

（4）防止腕、指、肘屈肌萎缩：两手掌对合，手指交叉互握，将掌心翻转向下，手肘放在桌子上，然后手臂伸直，将身体重心移于手臂上，使腕部充分向后弯曲，屈肌群被动拉伸而展开。或坐在凳子上，用未患病一侧的手扶助患侧手腕背屈，掌心贴在凳子上，并将蜷缩的手指一一伸直。

（5）防止跟腱缩短和足趾屈曲：将一条毛巾卷在一起，置于患侧脚趾下，患者保持站立姿势，令患者用未患病一侧的手去按压患侧的膝盖，尽量使脚跟着地。站稳后，患者试图捡起地面上的毛巾，使重心移向患侧下肢，再反复屈伸膝关节。做此节时可扶椅背以保持平衡，臀部尽量内收。

（6）防止臂萎缩：患臂充分水平向外展开，训练者呈仰卧位，两只手相握，抬举至头顶；陪护人员抓住患臂，使患臂挺直并慢慢向水平方向移动，直到患臂贴在床上，掌心朝上，最终使患臂与身体呈90°，再将患侧拇指掰开、伸直，然后将其余四指依次展开。训练时用靠枕垫在患者背部，以促进疗效。

4–物理训练疗法

以正常人体功能位为标准，做瘫痪肢体最大限的、不同方向的、从被动到主动再到抗阻的一系列康复训练。

（1）上肢训练：缓解躯干痉挛后，患者取仰卧位，医者用体侧和上肢夹持住偏瘫臂，用另一手使患者肩胛骨做向上提并前伸运动。然后，一手扶肘，一手握腕，做推肘伸腕运动。再将手臂外展外旋、内收内旋反复1～2次。同时，保持肩胛骨前伸、肘关节伸直，再把手臂移至水平外展位，拉开拇指，张开患手，充分背伸腕关节和手指。最后，辅助患者触摸额部，手搭在另一侧肩部。

（2）下肢练习：患者平躺在床上，两手交叉抬到头部上方。操作者一只手将病侧足保持背屈，双脚平贴在床上，另一只手扶住病侧膝部，使髋关节向内侧收紧，脚部紧贴床面上然后向后滑动，完成髋关节的屈曲运动。同时，做牵拉髋关节训练，反复数次。之后屈曲髋、屈曲膝背部、屈曲踝部，徐缓将其伸展，继而做腿部内旋、外旋，以及伸直腿关节并抬高练习。

（3）自主训练：翻身起坐，从床到轮椅转移训练；四点跪位及前后重心转移训练；单双腿搭桥及抵抗阻力训练；保持坐位的平衡，以及站立位平衡，从坐到站转移训练；所有练习均在医生的指导下进行。

5 -作业训练疗法

通过对手指精细动作的训练，进一步提高患者生活自理能力。主要包括静态推球训练、插木棍训练（从粗到细）、套杯套环拧螺丝训练、捏纸拣物体（玻璃球、黄豆、米粒等）训练、翻牌搭积木及穿珠子训练。

▦ 其他疗法

1 -针灸疗法

针灸对提高中风后遗症患者偏瘫肢体肌力、促进功能恢复有重要作用，而且不良反应少，临床应用价值极高。临床运用针灸治疗中风后遗症，采用醒脑开窍法和接气通经法。根据中风后遗症的病机特点，选用水沟、风池以醒脑开窍等。

2 -推拿疗法

患者平躺在床上，医生用擦法从病侧上臂内部到小臂点压尺泽、曲池、手三里、合谷，1~2分钟/穴，手指可同时捻法，患者坐在床上，医生从患者病侧肩脚周围及颈部双侧用擦法操作，继而用拿法自肩脚操作到手来回进行3~4次，再做肩、肘、腕部摇法，3分钟/次。用擦法从病侧腿部髂前上棘朝下方沿着股部前方，抵达膝部及足背部，操作时用拿法在病侧腿之后搓局部，3分钟/次。患者俯卧在床上，操作者站立在病侧，先从上至下依次按压脊柱两侧，重复2~3次后，再以擦法按摩其他部位，并朝下操作至其臀部、胫后方，重点在脊柱两旁、环跳、承山等部位操作，5分钟/次。

3 -饮食疗法

饮食不可过度精细，要适度食用含纤维高的食物，以防便秘。大量喝水或进食半流质饮食。瘫痪患者应保证足量饮水，早起饮1~2杯淡盐水可有效防止便秘的发生。日常饮食中也应干稀结合、饭汤搭配，多饮粥，对少部分不愿饮水者，可适度吃多汁的鲜果。多摄入汤水会预防便秘及泌尿感染。

🌱 预防调护

（1）日常饮食应食清淡易消化的食物，饮食不可过度精细，要适度食用含纤维高的食物，以防便秘。忌浓度高的茶饮、酒和辛辣刺激的食物，并禁烟酒。

（2）患者心情要保持舒畅，对患者自卑心理表示同情、理解和关心，并多给予患者说明、解释、安慰和鼓励等。

（3）加强偏瘫肢体的被动活动，进行各种功能锻炼，并配合针灸、推拿、理疗等；偏瘫严重者，防止患肢受压而变形；语言不利者，宜加强语言训练；长期卧床者，保护局部皮肤，防止发生褥疮。

第十一章
骨伤科疾病的运动养生

第一节　落枕

落枕又名"失枕""颈部伤筋"，是一种以颈痛、颈项部僵硬、转侧不利为主症的颈部软组织急性扭伤或炎性病变。落枕主要有以下原因：一是姿势不良。如果夜间睡觉时姿势不正确，或枕头高度不当，使一侧胸锁乳突肌、斜方肌及肩胛肌长期过伸，从而使其发生痉挛。二是感受风寒湿邪。睡眠时露肩当风，颈项部感受风寒湿邪，寒性收引，湿性重浊，经脉阻滞，气血运行不畅而产生拘急疼痛。《诸病源候论·失枕候》曰："头项有风在筋膜间，因卧而气血虚，值风发动，故失枕。"三是颈部扭伤。部分患者因颈项突然转动或用肩负重物，从而使局部肌肉扭伤牵拉，发生痉挛或使颈椎小关节交锁嵌顿等而发生落枕。四是颈椎病、局部筋膜损伤等旧疾，稍着凉受风或因不恰当的睡觉姿势，即可引发落枕，甚则造成其反复发作。

☡ 西医认识

本病在临床上较为多见，好发于青少年，并在冬春季节发病率高。患者常夜寐时脖颈尚可，而晨起突发脖颈酸痛感，转动不利，妨碍其正常生活，由此带给患者极大痛苦。临床常表现为晨起自觉颈后部及上背部痛感，多以一侧痛为主，甚则两侧剧痛。因疼痛导致其颈部转动障碍，病情重者仰俯困难，甚则头强直向患侧倾斜。医者查体时可触及局部压痛感，浅表肌肉痉挛僵硬，有"条索感"。

☡ 中医认识

中医认为落枕病位在颈部，与肝肾密切相关，同时因感受外邪而诱发。感受风寒者，颈项疼痛重着，疼痛多一侧放射，有时伴有颈肩麻木、恶寒发热等表证。肝肾亏虚者，临床多表现为身体虚弱，颈部疼痛久治不愈，颈项麻木不仁，伴有腰膝酸软、五心烦热等。

⊞ 内服方药

运动治疗方法可以有效改善局部的血运，使关节运动渐趋正常，并增加其灵活度，缓解肌肉的挛缩，旨在通经散寒、祛风止痛，发挥一定的疗效。落枕疼痛严重者多用葛根汤加减治疗，配合针灸、按摩、药敷等外治法。

运动养生与防治

1-八段锦

可练习八段锦第一式双手托天理三焦，两腿伸直，双上肢向上举过头顶，肘关节伸直，掌心向上，抬头，然后目视前方，两手臂在两侧下落恢复预备式。这一动作颈部在俯仰之间运动，有利于恢复颈关节的活动度和颈椎的生理曲度，同时可以疏理三焦，使得全身气机调畅，气血调和。可以有效防治落枕并对颈椎病有很好的预防作用。

2-五禽戏

五禽戏中，可以练习鹿戏的伸颈与眺望、虎戏的仰头和回缩、熊戏的举头，可以锻炼枕项部周围的肌肉；猿戏的缩颈和耸肩也可以改善肩部周围肌肉酸胀、僵痛等不适症状。长期和规律练习五禽戏，可有效预防落枕。

3-头部运动

（1）垂头昂首：患者坐于凳子上，挺起胸膛，先使头部下垂，以下颌紧贴胸部为宜，然后朝上方仰起头部，同时双目注视上方。两次中间间歇3秒，20次/组。

（2）左右摆头：患者坐于凳子上，两臂自然向下，头先向左摆，之后再向右摆，20次/组。

（3）摇摆下颌：患者坐于凳子上，两臂自然向下，挺胸，以一定力度向左右摇摆下颌部，20次/组。

（4）伸缩颈部：患者坐于凳子上，挺胸，先将颈项尽可能朝上拉伸，再朝下收紧，20次/组。

（5）旋转颈项：患者坐于凳子上，身体保持静止，先向左旋转颈部90°，再向右旋转颈部90°，20次/组。

4-颈部运动

（1）坐式颈部放松法：双腿盘坐在地板上，或坐于凳子上，两足稍分开，与肩宽度相同并踩在地面上。将右臂往右侧膝盖方向或椅子的右侧伸展，同时将左手置于头顶，头顶缓缓向左倾斜。左手稍稍用力，可增强拉伸的效果。任选一侧将此动作保持30分钟，然后慢慢使头部恢复原位，此时换另一侧重复之前的伸展动作。这种温和的拉伸训练主要针对颈部两侧。

（2）肩部与颈部靠墙拉伸法：首先，面朝墙跪下，可以跪在折叠的毯子或毛巾上。双膝跨开的幅度要大于臀部的宽度。双手举过头顶，同时前臂紧贴于墙面。身体放松，感觉身体的重心在自然向下倾斜。头部也可以贴在墙面上。如果双肩和颈部没有拉伸感，可将双膝缓缓向外移动，使躯干离墙面更远些。深呼吸30秒后放松，可有效舒展颈部后侧双肩的肌肉。

⊞ 其他疗法

1-按摩理筋疗法

操作者站于患者身后，用一手指轻按颈项部，找出最明显的压痛点，然后用拇指从该侧颈上部开始按摩，到肩背停止，对最明显的阿是穴予高强度按摩手法，以局部有强烈酸胀感为宜，2~3遍/次，再将拳头握成空心状，然后轻叩此处，2~3遍/次。此法可有效解除局部肌肉的痉挛而发挥解除疼痛的作用。此外，还可对风池穴进行拿揉2~3分钟，以有酸胀感为度；以拇指揉按落枕穴，此穴是防治本病的特效经验穴，可双手交替揉按。力度逐渐加重，重按10~15分钟。

2-热敷疗法

使用热的水袋、毛巾热敷及红外线灯照射均可发挥解除疼痛的功效，但须注意避免灼伤。此外还可以用醋敷的方法：取醋100g，加热至不烫手为宜，然后用纱布蘸热醋敷在痛点局部，可用2个纱布交替操作，使局部保持温热，同时转动颈项，20分钟/次，2～3次/日。

3-手法复位疗法

以颈向左转动不利为例，操作者站其右侧后，屈右肘将其脖子环抱托住下颌向上牵引30秒，嘱其全身下沉，当患者颈部放松、颈椎关节拉开后，操作者左手握拳，拳面要平，手指屈曲，第二指关节要成一弧形，以弧形指关节压住患者椎体左侧横突前，然后右臂与左手拳指同时做相同方向轻巧的推颈，当操作者指下感到椎体移动，同时发出"咔嗒"声，即左侧椎体复位成功。然后再进行右侧椎体复位，动作相同，方向相反。

4-针刺配合运动疗法

辨清病位后，患者取坐位或站立位。待局部消毒完毕，操作者用直径0.3mm、长50mm的针灸针与皮肤呈90°刺入后溪和阳陵泉穴，然后进行快速捻转提插操作，边进针边嘱患者按照医生指示反复使颈椎屈曲伸直和旋转，幅度逐渐加大。待颈椎关节活动达到正常水平时将针拔起。2～5分钟/次。若操作后未明显减轻，次日再操作1次。

❀ 预防调护

（1）选用符合生理需求的枕头，枕边应保持弧形，枕高应符合自身肩膀宽度，平躺时约一拳高，侧躺时约一拳加二指高。

（2）要注意正确的睡姿，以平躺为主，侧躺为辅，要保证平躺时枕头保护颈项的正常生理曲度，使胸部呼吸顺畅，舒展周身肌肉。

（3）白天要保持正确坐姿，避免过长时间保持一个动作，必要时可以做一些相关的颈部活动。

（4）注意颈部保暖，防止颈部受寒冷刺激。

第二节　颈椎病

颈椎病又称为颈椎综合征，是以退行性病理改变为基础的疾患。颈椎的退行性病变、慢性劳损、发育性颈椎椎管狭窄和颈椎的先天性畸形是其常见原因。中医认为颈椎病与感受风寒、劳逸失常、跌仆外伤等有关。风邪夹杂寒邪侵袭背部的足太阳膀胱经，筋脉气血不通而不得养，导致肌肉痉挛，气血受阻或患者素体气血亏虚，加上长时间的过度劳累，气虚血瘀，经脉瘀阻不通，不通则痛而发为本病。中、老年人多发颈椎病，尤以从事低头伏案工作或有颈部损伤史者更为多见，青年人由于姿势的不正确和长时间玩电脑等也会产生多种不适的症状，如果不及时纠正和治疗，日久可发展为颈椎病。因此，应重视颈椎病的治疗。

☺ 西医认识

颈椎病临床表现复杂，主要有颈背疼痛、上肢无力、手指发麻、下肢乏力、行走困难、头晕、恶心、呕吐，甚至视物模糊、心动过速及吞咽困难等。不同类型的颈椎病有其特殊的临床表现。颈型颈椎病发病多表现为年轻化，从青少年开始，也是颈椎病最常见的类型，表现为颈肩肌群沉重疼痛，上肢麻木、无力，转侧困难，活动后加剧，休息可缓解。

☺ 中医认识

中医认为颈椎病是风寒湿邪共同作用的结果，表现为肩颈部及上肢窜痛麻木、僵硬，活动不利，畏寒怕冷。外邪侵袭人体，使得气血阻滞，症见颈部刺痛，痛有定处。气血亏虚者，除疼痛外，还有头晕目眩、心悸气短、乏力倦怠的表现。病久累及肝肾两脏，肝肾不足，则见眩晕、头痛、耳聋耳鸣、腰膝酸软。

☷ 内服方药

风寒湿侵袭证多用黄芪桂枝五物汤加减治疗，气滞血瘀证多用血府逐瘀汤加减治疗，痰湿阻络证多用大活络丸加减治疗，肝肾不足证多用独活寄生汤加减治疗，气血亏虚证多用归脾汤加减治疗。

☆ 运动养生与防治

1-五禽戏

五禽戏中，鹿戏的伸颈与眺望、虎戏的仰头和回缩、熊戏的举头，可以使颈项部周围的肌肉得到锻炼，增加颈椎的活动度；鹿戏的左右张望可以锻炼头部周围的肌肉；猿戏的缩颈和耸肩可改善肩部周围肌肉酸胀、僵痛等不适症状。长期和规律练习五禽戏，有助于治疗颈椎病。

2-八段锦

八段锦应用颈椎病治疗可主要练习第三式、第四式和第六式。其中第三式调理脾胃须单举中一抬一松的上下对拉有利于放松肩部肌肉，促进血液循环，使颈部肌肉得以濡养。第四式五劳七伤往后瞧中的回头动作可以刺激大椎穴，旋臂的动作可增加颈部及肩关节周围肌群的收缩，打开颈部关节，扩大其活动范围，从而缓解颈椎病的症状。第六式双手攀足固肾腰通过前屈后伸动作可以促进全身血液运行，使颈椎部位的血液循环通畅。

3-易筋经

易筋经中第七式九鬼拔马刀势：通过身体与手臂旋转，左手画弧形，向后脑方向掩耳，右手手背紧贴命门，然后夹肘以螺旋状上下展臂开合，右手以同样的方式，左右重复各10次。此式可使背浅肌、背深肌、颈浅肌和颈外侧肌、颈前肌、颈深肌等得到锻炼，可刺激大椎穴、天宗穴及背部腧穴。第十一式打躬势：双手掌心掩住左右耳朵，下颌内含，颈椎前屈，双肘外展，起身后为第一次，颈椎与胸椎前屈，然后起身为第二次，颈椎、胸椎和腰椎前屈，起身后为第三次，三次动作交替重复10次。通过躯干的颈胸腰折叠拔伸，逐节牵引，可使颈部七椎得到充分的内收，刺激大椎穴、督脉及膀胱经。第十二式掉尾势：双手交叉外撑，收回下按俯身抬头，腰成反弓，五趾抓地，左右向臀部方向摆动，左右重复十次。其作用可牵拉大腿后侧肌群和项部肌群，颈椎形成向后伸展、左右摆动的姿势，疏通任督二脉、足太阳膀胱经，刺激大椎及颈部穴位。

4-瑜伽

瑜伽动作因为轻柔缓慢而适合大部分的颈椎病患者，瑜伽可以放松全身肌肉，促进血液循环。例如，练习侧向环绕式、坐山式、下犬式、眼镜蛇式等均可以改善颈椎病的症状。

5-球类运动

如羽毛球、排球等，在这些运动过程中不断挥臂、仰头等动作有助于放松颈部肌肉，恢复颈椎的生理曲度。1周可以进行1次此类运动，每次1小时为宜。

6-蛙泳

颈椎病患者可以进行蛙泳练习，每次30～40分钟，保持每天1次蛙泳锻炼。

其他疗法

1-穴位按摩

按摩是中医治疗颈椎病的主要治疗手法，推拿按摩也是中医特色的治疗方法之一，并且在临床中取得了不错的疗效。通过按摩治疗颈椎病的特效穴位配合其相应的推拿手法可以缓解和改善其症状，具体如揉捏风池穴，按揉肩井穴、天宗穴等。

2-中药熏蒸

中药熏蒸方法是利用中药组方，对中药进行煎煮，利用煮沸后的蒸汽对疼痛处进行熏蒸，使病痛处皮肤毛孔打开，便于药物成分直达患处，起到活血化瘀、舒筋通络的作用。在温热刺激下，患者皮肤血管扩张，进而可促进血液循环，提升脑血管以及椎动脉血管的血流量。

3-药枕

近年来研究发现，药枕对颈型、神经根型及椎动脉型颈椎病有显著的治疗作用。药枕中含有气味芳香、走窜经络、引经开窍等药物，对饮片进行研磨制粉，通过刺激皮肤、经络腧穴、孔窍等位置达到穴位治疗的效果。药物经皮肤、鼻黏膜和嗅神经等途径进入体内，发挥其活络化瘀、运行气血、醒脑开窍、镇痛、定眩等作用。

预防调护

（1）颈椎病的运动治疗要注意适度原则，切忌运动幅度过大损伤颈椎。

（2）平素应端正坐姿，且不宜久看手机、电脑等，建议每隔45分钟起身活动颈部关节。

第三节　肩周炎

肩周炎是肩关节周围炎的简称，是指位于肩关节周围的韧带、滑囊、关节囊、肌腱、肌肉等软组织的一种慢性无菌性炎症性疾病。西医研究认为内分泌激素水平变化、肩关节周围软组织的退行性变等内因，加上外伤、劳损等外因的共同作用，使其周围组织的血液循环受阻，新陈代谢异常，肩部周围组织、关节囊处于痉挛缺血缺氧的状态，使代谢物大量蓄积而产生本病。肩周炎与感受风寒、久居湿地、劳累过度等有关。当风邪、寒邪侵袭，会造成筋脉气血阻滞，机体运化水湿功能下降，从而使痰湿聚集在肩背部，或者因运动使经筋损伤，进而导致气血瘀滞，不通则痛。患者在初始阶段容易忽视本病，因而使疾病多次发作、迁延难愈，甚至影响到日常生活起居，由此对身体健康和工作生活造成较为严重的影响，所以肩周炎的治疗很重要。

🩺 西医认识

本病具有慢性发作、运动性、损伤累积性的特点，多发于50岁左右的中年人，有肩部运动损伤病史的人多在30～40岁左右患病。具体分三期：疼痛期、粘连期、缓解期。早期以肩部疼痛及肩关节活动功能障碍为主，晚期可见肌肉粘连或废用性肌萎缩。昼轻夜重是本病的疼痛特点，且大部分患者肩部怕冷，害怕吹风，需经常用棉垫包裹肩部。

🥣 中医认识

中医认为肩周炎是风、寒、湿邪共同作用的结果。风寒侵袭者，临床表现为肩部疼痛较轻，疼痛部位仅在肩部，多为钝痛或隐痛，或有麻木感，得温则舒。寒湿凝滞者，症见肩部及周围的筋肉疼痛剧烈，或向远端放射，病程长，因疼痛而使肩部活动受限。感邪日久、瘀阻气血或外伤者，多表现为肩部刺痛剧烈，痛有定处，拒按，肩部活动不利，皮色紫暗。久病体弱、气血亏虚者，肩部酸痛麻木，肢体软弱无力，神疲乏力，肌肤不荣。

⊕ 内服方药

风寒侵袭证多用蠲痹汤加减治疗，寒湿凝滞证多用乌头汤加减治疗，瘀血阻络证选用活络效灵丹合桃红四物汤加减治疗，气血亏虚证多用四物汤加减治疗。

🤸 运动养生与防治

1-八段锦

可选取八段锦中第一式两手托天理三焦进行练习：两手掌向上托举，把用力重心放在掌根，下颌先向上再内收，舒胸展体，稍稍停留后，全身保持伸拉状态，两手开始下沉，疏松腰部使髋部下沉，使肩肘下垂，放松腕部手指，上身保持正直。操作时双手交叉缓缓用力向上抬举，伸拉全身，这样可使三焦气血通畅，借助舒展上身各关节组织来提高运动的灵活性，发挥预防、治疗颈肩部疾患的作用。

2-太极柔力球

太极柔力球是一项具有独特技术特点的运动项目。操作过程中要顺着球来的路线做划弧线运动，并且使"迎""纳""引""抛"四步骤连贯操作，肢体运动带动柔力球的转动，由此可以生成一个惯性离心力，顺势将球抛出去。此法不断舒展肩关节，动作轻柔和缓，有助于肩周炎的康复。

3-"陀螺"运动

它的作用机制为连贯甩鞭抽打陀螺后，陀螺保持在平面上连续转动，借助挥鞭、甩鞭的动作可以很好地锻炼肩部关节。具体做法是不断用皮鞭抽打陀螺促使其旋转，然后逐步增加挥鞭幅度和力度，尽可能在自己肩部能承受的范围内操作，以上臂带动肩部，时间维持在30～50分钟。初期应遵循循序渐进的原则，不可急于求成，以免造成肩部肌肉及韧带损伤。

4-转肩练习

患者保持站立位，两手臂呈180°抬起，小臂弯曲至肩前，然后肩关节向前、后做画圈运动，运动速度和幅度逐渐加大，5～10分钟/次，1～3次/日。

5 - 摸肩拉手

患侧的手绕过肩膀开始向对侧伸展，尽自己最大能力向远处伸展，如果感到操作费力且伴有疼痛，可坚持10秒后复位。

6 - 摸墙练习

患者面壁保持站立位，患侧上肢屈曲肘部，掌心贴墙壁，手指往上慢慢到达自己可以触及的最高处，每日用记号笔标注，争取每天都能创新纪录，每次可以反复练习数遍。

7 - 放松摆动训练

患者身体向前倾斜，两手紧握哑铃，同时注意放松肩部，进而做四方的摆动动作，操作幅度及频率需要循序渐进地加强，操作全程以两手麻胀为宜。

8 - 牵拉练习

患者两手往上抬举，抓住位于高处的把手，使肩部处于牵拉状态。所有动作练习5次，两次之间停留3分钟的休息时间，每日坚持运动30分钟，应缓慢增加锻炼幅度、力度。

9 - 展翅

患者呈站立位，两脚分开，宽度与肩相同，两手臂向身体两侧伸直并抬起，两手臂垂直于躯干90°，坚持5～10秒之后徐徐放在身体两侧，30～50次/日。

🔠 其他疗法

1 - 药物疗法

治疗肩周炎的药物主要有非甾体类抗炎药、类固醇类药物等。虽然非甾体类抗炎药对缓解肩周炎疼痛见效显著，但其多伴有胃肠刺激等副作用，另外类固醇类药物虽有显著的抗炎疗效，但不用其治疗后会伴有严重全身并发症，因此不主张长久用药。

2-针灸治疗

针灸治疗应用广泛，古今医家们历经长期医疗实践，发现其具有祛风散寒除湿、疏经通络止痛、行气活血荣筋的功效。针灸疗法通过刺激肩关节局部穴位，得气后留针可使肩部气血运行通畅，发挥疏经活络、消肿止痛的疗效。毫针、电针和温针灸是治疗肩周炎相对有效的疗法，疼痛甚者应首先选择使用电针治疗。

3-中药热敷

中药热敷法多年来经常用于治疗各个关节的疼痛，有显著的治疗效果。通过温热作用，加速局部血液运行，促进炎症吸收，最终发挥理气燥湿、疏经活血、化瘀止痛的目的。

4-推拿手法

推拿手法是中医学中最早用于预防、治疗疾病的方法之一，用于治疗各类关节病，且成效明显。它能够有效改善肩周血液循环，加速渗出液的吸收，从而发挥镇静止痛、松解粘连的效果。

🖐 预防调护

（1）提防天气变化，肩部不宜受凉，注意肩部保暖。

（2）坚持锻炼。通过锻炼，肩部功能恢复缓慢，且患者会感到疼痛，但持久坚持下去是可以治愈肩周炎的。

第四节 网球肘

网球肘也叫肱骨外上髁炎，由于肱骨外上髁是前臂伸肌群的起始，若长期做旋转前臂和伸屈腕关节的动作，会使肱骨外上髁肌肉及筋膜造成慢性牵拉性损伤，甚至撕裂，从而引发其局部经脉运行阻滞，不通则痛，出现局部疼痛的症状。西医认为其是因伸腕肌被持久、高强度的收缩作用力牵拉，造成患者肌肉起始端的一些肌纤维撕裂、出血和粘连，引起无菌性炎性反应或者周围滑膜变厚和滑囊炎性病变，进一步使粘连和纤维化瘢痕等卡压血管、神经，最终使患者产生痛感。网球肘与肘关节运动量过大、运动姿势不标准等有关。多种原因导致的气血亏虚、血不荣筋或气滞血瘀、脉络瘀阻，肌肉、筋骨失于濡养温煦，日久而发为本病。病名缘自网球运动员，因其患此病概率比平常人高，在19世纪末"网球肘"名称开始被应用。本病表现疼痛剧烈，病情缠绵，给患者的日常生活带来不便与困扰，因此对网球肘的治疗应给予重视。

♉ 西医认识

网球肘临床表现是肘部肌肉轻微的酸痛以及拍球时强烈的疼痛。病情进展较为缓慢，在疾病初期患者多表现为肘外上部运动后出现痛感，多数可由于前臂的转动、腕关节主动背伸，少数可因气候骤变使疼痛更加明显。疼痛有时可向上或下放射，肱骨外上髁有局部压痛点，手不能用力握物。疾病初期网球肘患者临床表现时有时无，并可依靠机体的调节而愈合；发展到疾病后期，疾病易反复、迁延不愈，并且伴有无休止的肘痛。

♛ 中医认识

中医认为网球肘与外感风寒湿邪有关，临床表现为肘部酸痛麻木，不敢屈伸，遇寒加重，得温则舒，日久湿郁化热，表现为肘部热痛，局部有压痛感，伴有口渴欲饮。风寒湿邪痹阻经络，气血瘀阻，症见肘部骤然疼痛，痛如锥刺，向肩臂处放射。

⊞ 内服方药

寒湿阻络证多用蠲痹汤加减治疗，湿热内蕴证多用二妙散加减治疗，气血瘀阻证多用身痛逐瘀汤加减治疗。

🏃 运动养生与防治

1-八段锦

可选择八段锦中第二式左右开弓似射雕进行练习：斜拉五个手指，合拢屈曲紧收，同时保持肩膀和手臂平展，手指呈"八"字侧撑，沉肩坠肘，曲腕竖指，手心弹空，上体直立，两足跟向外撑。该动作可以增加小臂和手掌的力量，提高指腕关节的灵敏度，有利于防治肩内收、驼背等不正确姿势，很好地预防颈肩部疾患。

2-马王堆导引术

马王堆导引术中引腹这一组动作中，两臂轮换内旋与外展，一手顶髋，另一手上举与头平齐。随顶髋旋臂，使脊柱形成三道弯曲线，两臂侧平举，微屈肘，直臂旋转翻掌，两臂自然平。通过这一系列肘臂的运动有助于预防与调治网球肘。

3-伸腕装置的离心运动

操作时，肘部应保持完全平展在床上，小臂向前旋转，手掌心朝下，垂在床沿。首先手腕尽可能背伸，然后逐渐掌屈至最大范围并持续30秒，最后以健侧手帮助患侧手恢复到背伸位置。在操作时可能出现中度疼痛，但在不妨碍练习时可以继续坚持。如疼痛明显且严重影响关节功能，则要终止练习。若活动后患者不适等临床症状消失，疾病渐向愈，则停止健侧手的辅助作用，直至腕部可承受阻力背伸。12次/组，两次中间休息1分钟，3组/日，5天/周。

4-桡侧腕短伸肌的静力牵拉

操作时，肘部应完全平展，使前臂尽可能向前转动，尽可能屈腕，并向尺侧偏斜，依据自身的承受程度来决定其活动范围。坚持30～45秒后稍作休息30秒，6次/组，5组/周，共12周。在医护人员的指导下能收到更好的疗效。

其他疗法

1-中药外敷法

先将两条毛巾置于熬好中药配方的沸腾锅内，将毛巾放入其中浸润并将其拧干，放于肘部患处，待温度冷却时，立即用另一条热毛巾将其代替，以局部皮肤变潮红为止。每日外敷1次，10天为1个疗程。此法有助于祛邪扶正、温经散寒、活血化瘀。

2-封闭治疗法

封闭治疗法由郑艳萍提出，具体做法是在痛点、关节囊和曲池穴推入2%

盐酸利多卡因5mL、地塞米松5mg、维生素B₁100mg，两日1次或2次/周。此疗法可发挥止痛、解痉、消除炎症等疗效。

3–小针刀治疗

患者坐于椅子上，将肘部屈曲90°放于操作台，在肱骨外上髁先进行消毒处理，用1%盐酸利多卡因使局部麻醉，进而选用4号汉章针刀。刀线应与伸肌的纤维走向保持一致，然后将针刀快速刺进压痛点使其抵外上髁的骨面，进行纵向疏导后切除粘连的肌纤维。然后使针体与台面呈45°，用横向剥除的方法，使刀口贴近骨面，剥开局部的粘连组织，再疏通伸腕肌、伸指总肌、旋后肌的肌腱，将针刀拔出，压迫出针口须臾，最后用药物行局部密封操作。通常每周1次，2~3次后即可解除疾病。

4–疏密波电针治疗法

在患者患侧的压痛点及以痛点为中心的上下左右四个方向旁开0.5cm处各选择一个穴位（共4个穴位）。在这4个穴位处分别用0.25mm×25mm一次性针灸针与皮肤表面呈90°、45°快速进针，一般进针深度约为10~15mm，反复用提插的手法，以有酸麻胀痛等气至感为佳；在患侧曲池穴、手三里穴及外关穴等穴位处用0.25mm×40mm一次性针灸针快速直刺进针，一般针头达到20~30mm深处，以快速提插的操作使其得气，1次/日，30分钟/次，并配合TDP照射。

5–隔姜灸治疗

将生姜切成直径4cm、厚0.4cm的片状，用三棱针均匀扎生姜片数孔。将其贴在患部，然后在姜片上放上艾条，并将其点燃。当患者皮肤温热并且超过其忍受范围时将姜片稍微拿起，之后继续施灸。连续灸5壮，1次/日，7次/疗程。通常坚持1~2个疗程。

❀ 预防调护

（1）日常生活中应注意肘关节的活动强度，不宜让手臂过度劳累，注意劳逸结合，避免肘关节活动时间过长。

（2）休息时进行手臂内旋、外旋及手腕背伸活动，加强手臂、手腕的运动练习。

（3）平时可自我按摩肘部及手臂，使手肘部的肌肉放松，调整手臂肌肉的收缩和协调功能，使其不会因过度运动而僵硬。

第五节　腰肌劳损

腰肌劳损是指腰部肌肉、筋膜、韧带等组织的慢性疲劳性损伤，又称慢性腰部劳损、腰背肌筋膜炎等。西医认为其病因为腰部长期受压，或长期维持某一姿态，引起腰背部软组织的损伤；或因腰部急性扭伤，没有完全愈合，久而形成本病；或因腰椎先天缺陷，引起脊柱的平衡不调，肌肉的性能下降，造成软组织的劳损。腰肌劳损主要为腰部扭伤，或者是长期反复的伤害，再加上外界寒邪，或久居湿地等各种原因导致脏腑亏损，复感外邪，致使经脉失于濡养，气血运行阻滞，进而出现腰部酸痛的症状。随着现代生活方式的加快，患有慢性腰肌劳损的患者数量正在逐年上升。腰酸腿疼迁延难愈，尤其是在劳累之后出现加重趋势，会对患者的正常生活、工作等造成很多困扰。

⚕ 西医认识

腰肌劳损的症状表现是反复发作的一侧或双侧腰部酸胀痛，疼痛常在入夜或变化姿态时更加显著，活动后可稍缓解，且由骶尾区、臀部外侧和股外侧向膝关节（偶小腿酸胀）蔓延，未至踝部。腰肌劳损症状特点为晨起痛，日间轻，傍晚复重，长时间不活动或者活动过度均可引起疼痛，病程长，且会因劳累及气候变化而发作。腰肌劳损的损伤主要在腰部肌肉、韧带和筋膜等，这种损伤由长期积累而成，造成功能性障碍，影响工作和学习，给患者带来精神和身体的双重折磨。

♨ 中医认识

中医认为腰肌劳损病位在腰，"腰为肾之府"，故而与肾密切相关。外邪的侵袭也是其发病的诱因。感受寒湿、寒湿内盛者，表现为腰部冷痛重着，转侧不利，静卧不减，阴雨天加重。湿邪日久化热，临床症见腰痛处伴有热感，温度升高或雨天疼痛加重，活动后可减轻。肾虚者，多表现为腰痛而酸软、喜揉喜按、足膝无力、遇劳更甚、卧则减轻、手足不温、反复发作等。

⊞ 内服方药

肝肾亏虚证多用独活寄生汤加减治疗，寒湿内盛证多用甘姜苓术汤加减治疗，瘀血阻滞证多用身痛逐瘀汤加减治疗，肝脾两虚证多用加味芍药甘草汤加减治疗。

🏃 运动养生与防治

1 – 太极拳

二十四式太极拳第十九式海底针这一组动作中，虚步插掌需要身体微向前倾，动作连贯，有助于锻炼腰部的灵活性，以太极柔和的力度带动腰部缓慢轻柔的活动，从而改善腰部僵硬疼痛的状态。

该式动作要领是通过腰部的旋转带动，进而协调全身的动作，身体后坐、右转、重心右移时右手应向上抽提，上半身向左旋转、左足以活步前移时，右掌向前下斜插，虚步、右掌下插、左掌下按要同时完成。

2 – 八段锦

八段锦中第六式两手攀足固肾腰适合腰肌劳损的患者，练习时应注意两掌向下，摩运，不要俯首，适当使劲，至足背，松腰沉肩，两膝打直，上起时，臂主动上举，带动上肢立起。该式动作通过大动作的屈伸刺激脊柱、督脉及阳关、委中等穴位，有利于防治生殖泌尿系统的慢性病症，以此达到固肾壮腰的目的。脊柱大幅度的前后锻炼，可有效增强躯干前后伸屈以及脊柱肌肉的力量与拉伸，继而对腰区脏腑发挥作用，刺激其活动，改善其功能。

3 – 椅子操

坐于椅上，并前弯使腰背部放松，然后进行三联动作：头尽量轻柔后仰，当背部靠在椅背时，向后伸展胸椎腰椎，同时做两次扩胸运动，并借助力量上挺腹两次使臀部略与椅面分离（放松腰肌及腰骶部肌肉），然后收腹并回到起始动作，间歇5秒后，继续重复以上运动，两次之间的间隔应大于5秒，以防止运动性疲劳的发生。每天练2～3次，每次保持20～30分钟。办公室工作者在工作1小时后，可以练习2~3分钟，这样能有效防治腰背痛的出现。切忌站着锻炼，以免损伤椎间盘。

4 - 仰卧挺腹操

可于晨起时、夜卧前进行练习，仰卧在床上，屈膝90°，然后将两肘屈撑在身体两侧，挺腹，直到臀区离开床，逐步加大练习动作，然后立即下落，两次间隔5、6秒后，再继续重复以上动作，达到每分钟6次即可，持续17分钟左右；练习累了间隔期可以稍作休息，一日2次。该操已在临床应用20余年，临床疗效证明其具有显著的防治各种类型腰痛的作用。

5 - 主动"吊单杠"或被动腰背肌牵拉

双手握单杠将全身悬起，同时吊拉腰部，或者在适当高度进行吊拉转体，这对腰肌劳损具有良好的康复效果。当牵拉腰背时患者保持侧卧位，双下肢上下重叠，下方的下肢伸直，上方的下肢屈曲。操作时医师面对患者保持直立，将手部抵住患者肩区，另外手部抵住其髂前上棘部位，双手同时向相反的方向使力，使腰椎被动旋转到最大限度后继续用力牵伸数秒（肩部向前、髂部向后），重复5次之后，再对另一侧斜扳牵拉。此法虽然稍痛苦，但疗效很好。主被动牵拉法应该在患者腰痛缓解后再进行，适当的腰腹肌肌肉力量训练可以巩固疗效。

🔲 其他疗法

1 - 按摩疗法

按摩时通常让患者处于全身放松并俯卧的状态，双臂自然屈曲后抬起置于头部两旁，以轻柔的手法顺着肌纤维走向进行慢慢推揉，以此来使肌肉处于放松状态，改善腰部血液循环，解除肌肉强直、痉挛，最终达到缓解疼痛的目的；用拨筋手法在压痛点找到绳索样硬块结节后，在硬结处反复分拨，松解粘连，之后点按肾俞、承扶、长强、环跳等穴位来疏经止痛；用擦法、叩击法、拍打法、揉法等组合手法对腰背部进行舒筋按摩，来改善局部血液运行，加强腰部新陈代谢能力，最终达到减轻腰痛的目的。

2 - 灸盒治疗

选用灸盒，将艾绒置于灸盒中，点燃后放在腰骶部行灸，时间为20分钟左右，每日1次，7日为1个疗程。

3-针灸法

患者俯卧在床上，医者取肾俞、腰眼、膈俞、命门、委中等穴位，使用毫针进行捻刺，到达一定深度，得气后捻搓针或艾灸后起针。每日1次，10日为1个疗程。

4-拔罐、走罐法

选择质地较好的大口罐，在罐口及走罐所经处的皮肤涂上医用凡士林膏，将罐吸附2~3分钟，轻提几下后顺着腰肌走向慢慢推动罐，如此在皮肤表面来回推动多次，以皮肤发红为度。每日1次，10日为1个疗程。

5-中药热敷法

选取当归、防风、牛膝等中草药，将其装入布袋中封口，水煎煮，待布袋温热，直接将其外敷于患部。每日1次，直到症状好转。

❦ 预防调护

（1）保持良好姿势并矫正各种畸形。坐、卧、立、行走保持正确姿势。注意抬头平视、收腹挺胸，维持脊柱正常的生理弧度，避免颈椎和腰椎过分前凸。

（2）注意避免跌、仆、闪、挫。注意劳动卫生，腰部用力应适当，不可强力举重，不可负重久行。

第六节　腰椎间盘突出症

腰椎间盘突出症又称腰椎间盘纤维环破裂症，是发病率很高的骨病之一。其本质是腰椎退行性改变，再由外力导致纤维环部分或全部破坏，连同髓核一起向外膨出、脱出或突出，卡压神经根或者脊髓，引起一系列的神经系统表现。此病主要由风寒湿邪合而为病，三邪侵犯于腰，而出现腰痛。先后天不足、肾精亏虚、年老体衰均是引起腰疼、腿疼的内部因素；外伤使腰部气血阻滞，经络不畅，为致病外部因素。本病有迁延不愈、反复发作的特征，发病时会有腿疼，严重者行走艰难甚至瘫痪，本病患病群体广泛，给患者的生活质量及工作带来了极大的影响。

⚕ 西医认识

腰椎间盘突出症主要症状是腰背痛、坐骨神经痛，其中臀部、股部后侧、胫部外侧至脚跟或脚背的放射痛是典型的坐骨神经痛的表现。腰椎间盘突出症好发年龄为20～40岁，男性多于女性。临床上大约95%的腰椎间盘突出症患者伴有轻重不同的腰痛，本病80%患者症状为下肢痛。腰痛不仅是腰椎间盘突出症患者最常见的临床表现，也是患者最早出现的临床症状之一。

⚕ 中医认识

中医认为腰椎间盘突出症与肝、肾有关，外感风寒湿邪是其常见的诱发因素。风寒痹阻者，多表现为腰腿冷痛、受寒及阴雨天加重、喜暖怕冷等。湿热痹阻者，临床多见腰腿疼痛、肢体烦热、遇热或雨天加重、恶热、口干、便秘等症状。瘀血阻滞者，腰腿痛如针刺，日轻夜重，痛有定处，拒按，腰部板硬，俯卧转侧艰难。病久不愈、肝肾亏虚者，表现为腰腿疼痛，缠绵难愈，劳累后加重，肢体麻木有冷感，沉重乏力。

⚕ 内服方药

寒湿困脾证多用肾着汤加减治疗，湿热痹阻证多用四妙丸加减治疗，瘀血阻滞证多用身痛逐瘀汤加减治疗，肝肾两虚证多用独活寄生汤加减治疗，气虚血瘀证多用补阳还五汤加减治疗。

🏃 运动养生与防治

1-八段锦

八段锦中第五式摇头摆尾去心火：双腿扎马步并蹲下，注意要收髋敛臀，上身保持中正直立，摇转时，尾闾与颈部对向拉伸，速度应和缓、圆活、连贯。上半身向右倾斜，尾闾向斜方摆动，上半身向前俯，尾闾向后部进行划圆，上半身高于水平，使颈肩与尾闾对向伸长，增大旋转角度，上半身下俯并斜向侧部时，下颌不可向上仰或向内紧收，颈椎及其肌肉应尽可能舒展。在摇头摆尾过程中，颈部、脊柱、腰部应大幅度侧向屈曲，向反方向转动并复位，由此可使整个头、颈段以及腰、臀、腹部肌肉群收缩，增加颈、腰、髋等关节的灵活程度，还可以增强局部肌力。

2 - 导引法

研究发现，腰背肌发达的人腰椎间盘突出症发生率较低。中医养生运动法对防治本病具有一定的疗效。《诸病源候论·腰背病诸候》记载的养生引法主治久成气病、血痹之腰痛、目涩、肾转腰痛。动作要领是：一只手向上方极势，手从四个方向往回转，另一只手向下部努之，合手掌努指，身体转向侧边，转动身体注视侧方，掌心朝上，心气朝下，散适，知气下缘上，始极势，左右上下亦然，去髆井、肋、腰背部闷痛。

3 - "双桥"练习

患者仰卧并保持双下肢屈曲，双足平放于床上，用腰发力使身体离开床。尽可能弓起身体，保持平衡。30秒/次，10次/组，2～3组/日。

4 - 飞燕式锻炼

患者俯卧在治疗床上，双腿平展，双手贴在身体两侧，保持双腿平静，抬起头部时上身向后背部拉伸，3组/日，10次/组。逐渐再增加动作难度，将两部分动作一起做。腰尽可能背伸，形似飞燕，5～10组/日，20次/组。

5 - 屈腿仰卧起坐

患者仰卧，双下肢屈髋屈膝，双足平放于床上。上半身不可过度上抬，以减轻腰椎负担。做到最大限度为一次，两组之间隔5秒。5～10次/组，2～3组/日。此项运动主要增强腹直肌和腹外斜肌的力量。

6 - 空中自行车

平卧双腿抬起，在空中模拟骑自行车动作，用力宜和缓。20～30次/组，2～4组/日。此项运动主要是提升腰腹肌的控制力，同时可增加腿部力量。

7 - 五点支撑

患者躺在床上，用双手叉腰作支撑，双下肢半屈曲膝关节90°，双足掌平放在床上，以肘部支撑上身及后头部，成半拱桥形，当挺起躯干时，两膝应稍向两侧分离，速度逐渐加快，3～5组/日，10～20次/组。适应后增加至10～20组/日，30～50次/组，以增强腰背肌力。

其他疗法

1-推拿配合水针治疗

患者取俯卧位，先按患者足太阳膀胱经，从大椎穴开始，由上而下直至腰骶部；再按足少阳胆经委中、环跳、承山、承扶直至昆仑为止，反复施术3～5遍，遇到痛点则按揉后再弹拨，以通经活血止痛。1次/日，10日为1个疗程。

2-腰背部肌肉放松法

患者俯卧在床上，使周身肌肉处于舒张状态，操作者站于床旁，两手掌根放置在脊柱两侧，从颈经腰、背至臀垂直于脊柱方向进行分推疗法，从上到下重复3～5遍后用单手掌根揉按、搋压、弹拨腰骶部疼痛的部位，重点在患侧，使拘紧的腰背肌放松，治疗时间为5分钟左右，再用双手掌根交叉置于患处，左手向右，右手向左，以平行于脊柱的方向做分推治疗5～7次，然后双手掌重叠，借助双上肢的力量，通过手掌大小鱼际颤压疼痛部位，使力向下渗透，经筋膜到肌层，操作数分钟后，最后双手掌左右摇晃腰骶部数次以进一步松解腰骶部软组织。

3-中药足浴疗法

归红透骨汤足浴药物组成：红花、当归、丝瓜络、杜仲各15g，秦艽30g，川牛膝、透骨草各15g。煎煮方法：加1.5 L水，熬沸10分钟后，将中药汤液注入盆内，先趁热蒸腰，再温泡双足，并清洗患部，每天1次，每次30分钟，10次为1个疗程。

4-穴位注射

穴位注射包括药物和针灸的综合治疗作用，比单纯的药物或单纯的针灸治疗效果更显著。此法常适用于病情重的患者，于针灸治疗后操作。常用大肠俞、环跳、承山、委中等穴。常用的方法有：①0.1%曲安奈德注射液1～2mL，加2%利多卡因注射液4mL，混合均匀后，分别选上述3～4个穴位或阿是穴，等到有气至感、针管无回流血时，方可注入，5~7日/次，3~5次/疗程。②用当归注射液或丹参注射液注入穴位。③取维生素B_{12}注射液1~3mL，分别取上述3~4穴进行操作。

5 - 牵引治疗

患者仰卧在治疗床上，可将枕头放在患者腿部，保持屈膝60°。引导患者放松腰大肌，将牵引带固定在患者胸与骨盆部位，依据患者的体质量对牵引力度进行调整，首次牵引质量约占患者体质量的60%，随后逐渐增加，每次牵引增加质量小于5 kg，以患者自觉痛感减轻为宜，30分钟/次，1次/日。操作时可让患者休息并借助两手颤压病变相关关节，以提升牵引效果。

6 - 封闭疗法

主要有神经根部、骶管腔、硬膜外封闭疗法等。利用麻醉药物加类固醇药物浸润痛点或注射于神经根周围，以阻断内在或外来的对中枢造成的刺激，消除炎症。现代研究表明，后纵韧带的内面分布丰富的神经纤维与神经末梢，其主要是脊神经的窦椎支及椎间盘纤维环与髓核突出破裂后释放的类组织胺及糖蛋白物质，易引发神经炎症，造成肌肉粘连，导致其缺血，使兴奋阈下降，轻微刺激即引起痛感，采用较大剂量液体的硬膜外封闭疗法可使患者肌肉粘连得到有效解除，起到类似液体剥落的作用。

❦ 预防调护

（1）避免坐卧湿地，夏季湿热郁蒸时亦勿贪凉喜冷，注意保暖。

（2）适当进行腰背肌功能锻炼，正确使用腰部，避免过多弯腰，必要时可屈髋下蹲以替代弯腰。

第七节 膝关节炎

膝关节炎即膝骨性关节炎，是一种慢性关节疾病。中医认为，膝关节炎是由于着凉、长期受损或正气虚弱，卫气不固，肌腠松解以及久居湿地等因素致使风邪、寒邪、湿邪侵入人体肌表，灌注在经脉，停滞在骨骼，使气滞血瘀，造成行痹、痛痹、着痹；或因阴虚内热或阳亢体质，外感风寒湿三邪，郁而化热；或外感热邪，流注于关节，引起关节红、肿、热、痛，引发热痹，从而使膝部出现酸、麻、痛乃至关节肿胀、活动不利等表现。若治法不恰当或贻误最佳诊疗时间，则会加快疾病进展，并且极大降低患者的生活质量。

♒ 西医认识

膝关节炎的临床特征为关节软骨病变、丢失、磨损，骨囊性变，关节变形或软骨下的骨质增生等。本病的症状以膝部关节疼痛、僵硬和运动障碍为主，但是膝关节炎的临床表现严重程度与其病理学改变有很大的差异，膝关节受到严重损伤不一定有明显的疼痛，甚至有时不感到疼痛，而膝关节损伤不严重、功能上没有明显障碍的可以出现剧烈的疼痛，运动功能受到明显制约。

♨ 中医认识

中医认为膝关节炎病位在膝部，与肝、肾密切相关，常因感受外邪而发病。寒湿痹阻者，膝部酸重肿胀，形寒肢冷，疼痛缠绵，遇冷加剧，得温则舒。气滞血瘀者，临床表现为起病较急，常有外伤史，膝关节肿胀，痛如针刺，偶有夜间痛醒、活动后加重等。肝肾亏虚者，多见膝部酸痛反复发作，膝软无力，劳累后疼痛加重，伴有耳鸣、腰酸等症状。

⊞ 内服方药

肝肾亏虚证多用独活寄生汤加减治疗，痰瘀痹阻证多用双合汤加减治疗，风湿热痹证多用白虎加桂枝汤合宣痹汤加减治疗，气滞血瘀证多用桃红四物汤加减治疗。

🤸 运动养生与防治

1-太极拳

二十四式太极拳中第十六式左下势独立这一组动作中抬腿屈膝、仆步穿掌，使膝关节得到充分的运动，有助于膝关节周围的气血流动。有研究表明，太极拳中不断屈膝的动作可以刺激患者膝关节周围软组织内本体感受器，长期练习太极拳可有助于膝关节炎的恢复。

2 - 八段锦

八段锦中第八式背后七颠百病消适合膝关节炎患者练习。此动作中，十趾抓地会激发脚部相关经络，改善脏腑机能，同时颠足会刺激脊柱督脉，使周身经脉运行通畅，达到阴平阳秘的状态。颠足而立激发胫部后肌群，拉伸其附近肌肉及其韧带，提高机体的平衡感，落地时可轻微激发腿部与躯干周围组织，使全身处于放松状态。

3 - 膝部肌群的肌力训练

（1）伸肌舒收练习：患者平躺在床上，收缩股四头肌和腘绳肌10秒，放松10秒，完成放松与收缩为1次，10次/组，3组/日，操作中保持膝部平展并贴在床上。

（2）伸膝抬腿训练：患者平躺在治疗床上，平展膝部，收紧腿部肌肉，然后使腿部距床20cm，坚持10秒，之后徐缓下落，完成抬腿和放下为1次，10次/组，3组/日。

4 - 屈曲膝部训练

（1）站立位屈曲膝关节练习：患者向下蹲，并屈曲膝部到最大程度，坚持5～10秒后站起，10次/组，3组/日。

（2）坐位屈曲膝关节练习：嘱患者坐于床边或椅子上，将膝部屈曲到最大程度，坚持5～10秒后伸出膝关节，10次/组，3组/日。

5 - 踝泵练习

平卧时膝关节尽量伸直贴床，先伸脚、勾脚持续5秒，放松5秒后再重复，完成伸脚与勾脚为1次，10次/组，3组/日。

6 - 转膝提腿

患者保持站立位合拢双腿，屈曲膝部，将全身稍前斜并将两掌分别放在两膝上，向右向左旋转膝关节20次，之后坐在椅子上，悬起双腿，将左下肢抬起来，做踢球动作30次，左右交替进行。

🔲 其他疗法

1 - 温针灸

选取犊鼻、阴陵泉、梁丘、内膝眼、血海、足三里、三阴交、阿是穴等穴位，消毒之后，用75mm毫针直刺，施平补平泻法，待得气后留针，然后在针尾包上艾炷或艾绒，将其引燃后进行灸法治疗，燃完再灸一壮，以局部有温感为宜，若有烧灼难耐感，可用硬纸片套住针身并覆盖穴位周围，30~40分钟/次，1次/日，5日/疗程。

2 - 中药熏洗

用川芎20g，乳香15g，当归20g，艾叶15g，没药15g，伸筋草20g，透骨草20g，宣木瓜20g，桑寄生30g等，加3L水，浸润30分钟之后沸腾15~20分钟，将药汤倒进盆内，利用其温热作用熏蒸膝部5~10分钟，用毛巾揉搓、洗敷局部，15分钟/次，2次/日，15日/疗程。

3 - 玻璃酸钠注射

患者取坐位或者仰卧位，露出膝关节，用碘伏消毒局部，之后用乙醇中和碘伏来预防皮肤不良反应，对有关节内积液的患者，先用空针呈45°从髌韧带内部进针，抽出积液之后，重新换一支针管，然后向腔内注入2mL的玻璃酸钠注射液，起针之后用无菌敷料贴于局部，1次/周，持续4周。

🌱 预防调护

（1）本病发生多与气候和环境有关，应多注意防风、防寒、防潮，当天气变化时，注意保暖，避免风寒湿邪侵袭人体。

（2）病情较重者，应卧床休息，经常变换体位，有助于防止褥疮发生，并保持乐观的心境，摄入易于消化、营养丰富的食物。

第八节　骨质疏松症

骨质疏松症是最常见的骨骼疾病之一，它是一种以骨含量低、骨组织微结构损坏、骨脆性增加、易发生骨折为特征的全身性骨病。骨质疏松症与饮食不当、劳逸失常、年老体虚、先天禀赋不足等因素有关。各种原因导致的人体脏腑功能下降，气血运化失常，气血不足以濡养筋脉，日久而成本病。现在骨质疏松症的患者越来越多，因骨质疏松引起的疾病给患者的生活带来了很大不便，骨质疏松不但威胁健康，同时也给家庭、社会造成巨大的负担，所以，应加强对骨质疏松症的预防与治疗。

♋ 西医认识

骨质疏松症发病群体广泛，但常见于50岁以后的人群。本病初期一般没有明显症状，因此本病又被叫做"寂静的疾病"或"静悄悄的流行病"，但随着病情进一步发展，骨量不断丢失，骨微结构进一步破坏，患者就会出现骨痛、脊柱变形，严重者会因骨质疏松而骨折，部分病患可无表现，只有在发生骨折等严重的并发症后才被确诊为骨质疏松症。

♋ 中医认识

中医认为骨质疏松症与脾、肝、肾有关，尤以肾精不足为主，表现为骨痛，骨骼易变形，筋脉拘挛不伸，面容憔悴，举步不坚。肝虚是本病发病之关键，症见四肢疼痛无力、眩晕耳鸣、烦躁失眠等肝肾阴虚的症状。脾虚是发病的重要因素，症见腰背疼痛，四肢关节肿胀、麻木，心悸气短，面白无华。

♋ 内服方药

肾精不足证多用左归丸或虎潜丸加减治疗，肝肾阴虚证多用六味地黄丸加减治疗，血虚水泛证多用当归芍药散加减治疗。

♋ 运动养生与防治

1-太极拳

太极拳是将调气息与动静动作相结合的一种古代养生法，它具有通血脉、强筋骨、调脏腑的功能。此项功法运动强度小，能量消耗少，因此是老年人的最佳保健方法。此项训练能让患者全身各部得到良好的锻炼，减轻生理压力。因太极拳运动复杂，肌肉对腰椎牵引力度较大，如推手是在对抗中进行，同时腰椎在受到因对抗引起的强烈外界的力量下，相应的骨骼尤其椎骨受到多种多方位足够的运动压迫，进而发生足够的适应性调整，效果明显，腰椎骨量明显增大，同时骨密度增加，因此症状很快缓解并消失。患者可于每日晨起锻炼，每次持续60分钟，练功量以无疲劳感为度。

2–八段锦

其采用调呼吸与静态力相结合，对放松关节、流畅血脉、改善脏腑功能有很好的作用。脾主四肢肌肉，因此肢体的运动可以健脾，使水谷精微转化为后天之精，促进骨强健。由于八段锦动作柔和、动静相宜、气练意和，且动作比行走、跑步小，对身体刺激小，因此也更适合作为骨质疏松症患者的运动疗法。每日练习2次，每次持续30~40分钟。

3–五禽戏

五禽戏是以调气调息和动静动作相结合的一种养生方法，本法能舒筋活络，强筋壮骨，改善脏腑功能。此运动讲究"以意调息""以意导气"，旨在通过调"气"来沟通机体内外与自然的融合，进而发挥气聚、精固、体健的疗效。操作要领是患者在意念的引导下，通过肢体缓慢地运气，调气注入五脏六腑，通经活络，最终发挥祛瘀生新、强筋壮骨、益气养血的作用。每日晨起练习60分钟，以无疲劳感为佳。

4–步行训练

方法：以每日步行大于5千步、小于1万步为宜（约2~3km）。步速：常规散步。此法适用于骨质疏松症属原发性的老年患者，对其下肢及脊柱的骨质疏松有较好防治作用。

5–握力锻炼

方法：握健身球或弹力圈，每日坚持握力训练30分钟以上。能防治中老年桡骨远端、肱骨近端骨质疏松症。

其他疗法

1-加强营养，均衡膳食

推荐高钙、少盐和低蛋白饮食，建议日蛋白摄入量为0.8～1.0g/kg，每天摄入300mL奶制品。

2-充足日照

患者可在每日上午11时到下午3时，尽量使肌肤晒20分钟，每周两次，来加快维生素D的合成。为保障日照效果，不应涂抹防晒类产品，同时应避免皮肤晒伤。

3-补充钙剂

纳入充足钙物质有助于减缓骨的丢失、改善骨的矿化、获得理想骨峰值，进而维护骨健康。2013版中国人膳食营养参考摄入量建议，成人每天钙摄入量为800mg（元素钙），50岁以上人群钙摄入量为1000～1200mg，应尽量通过饮食保证钙的足量摄取，当饮食中钙摄入不足时，可适量添加钙剂以补足。

4-补充维生素D

足量维生素D会增加肠钙吸收，保持肌力，改善平衡，从而降低跌倒几率，并且补充钙剂、维生素D可以减少骨质疏松性骨折发生几率。成人每日推荐维生素D摄入量为400U（10μg/d）；65岁及以上老年人推荐其摄入量为600U（15μg/d）；可耐受的最高摄入量为2000U（50μg/d）；若维生素D被用来防治骨质疏松症时，可用至800～1200U。

5-按摩手法

取俯位，先按摩肾俞1分钟，再掌推腰区10分钟，以舒缓腰。操作者双手交叉，指朝上，两掌根于腰区两侧左右慢拨，挤、按交换揉捏5分钟左右；选取足三里、三阴交、关元、胃俞、中脘、脾俞、志室、太溪等穴，按2分钟；两手放在腰部，从督脉至膀胱经，用大指从上至下推5分钟；然后选膈俞穴、肾俞穴及八髎穴，双掌擦推5分钟，并于胸腹区予以透热，每天1次。1周为1个疗程，连续治疗5个疗程。

6-针刺治疗

取足三里、肾俞、脾俞、关元、太溪、三阴交、太白。配穴可选压痛点所属经脉的络穴。具体操作要领是：依据疾病的虚实情况来采取强弱不一的刺激手法，每日针刺1次，留针20分钟，10天为1个疗程。

🌱 预防调护

（1）注意饮食健康，从饮食中摄取充足的钙质，限制咖啡因、碳酸饮料的摄入量。

（2）增加体育锻炼，强健骨骼，增加骨骼的矿物质含量。